W0192854

RICARDO LANGE

MIT JAN
MOHNHAUPT

INTENSIV

Wenn der Ausnahmezustand Alltag ist

Ein Notruf

dtv

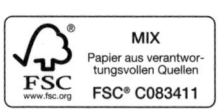

© 2022 dtv Verlagsgesellschaft mbH & Co. KG, München
Dieses Werk ist urheberrechtlich geschützt.
Satz: Fotosatz Amann, Memmingen
Gesetzt aus der Aldus nova Pro
Druck und Bindung: CPI books GmbH, Leck
Printed in Germany · ISBN 978-3-423-26329-0

*Für alle, die auch in schwierigen
Zeiten versuchen, ihr Bestes zu geben*

INHALT

1 NACHTSCHICHT   9

2 ENDLICH ANGEKOMMEN   19
Kein Glück im Job   21
Volles Risiko   25
Ein langer, harter Weg   29
Eine blonde Locke   33
Eine folgenreiche Entscheidung   39

3 DIE EINSCHLÄGE KOMMEN NÄHER   51
Zähes Ringen   55
Nichts mehr, wie es war   61
Helden und Diebe   69
Schuften ohne Sinn   76
Hundstage   83
Mit zweierlei Maß gemessen   89

4 GROSSE BÜHNE 91

Hau ab! Jetzt! 94

Hass, Häme und Huldigungen 105

Ghettofaust, gute Miene und eine ranzige
Schinkenstulle 111

In Wellen grüßt das Murmeltier 128

5 WAS MICH UMTREIBT 139

Traut uns etwas zu! 142

Stärkt uns! 147

Macht die Gesundheit zum Schulfach! 154

Lernt von anderen! 160

Sagt Nein! 171

6 FRÜHSCHICHT 179

DANK 187

QUELLENNACHWEIS 189

Wenn ihr euch fragt, was es mit diesen in den Text gestreuten Sprechblasen auf sich hat: Es sind O-Ton-Ausschnitte aus meinen Facebook- und Instagram-Beiträgen von März 2020 bis heute.

1
NACHTSCHICHT

Als ich das Zimmer betrete, fällt mein Blick sofort auf meine Kollegin aus der Spätschicht. Mit erhobenen Händen steht sie am Bett und drückt eine Blutkonserve fest zusammen. Der Stress ist ihr deutlich anzusehen, und der Überwachungsmonitor zeigt mir auch sofort den Grund dafür: Der Blutdruck der Patientin ist so extrem niedrig, dass die normale Verabreichung der Konserve am Ständer – Tropfen für Tropfen – nicht ausreicht. Die Kollegin presst das Blut regelrecht in den Körper, weil es die Patientin so schnell wie nur möglich braucht.

Zum Zuschauen ist keine Zeit. Ich ziehe mir Latexhandschuhe über, packe sofort mit an und lasse mich nebenbei auf den aktuellen Stand bringen: Die Patientin ist Mitte sechzig und ihr Zustand hoch kritisch. Der Hämoglobinwert sinkt stetig, irgendwo im Bauchraum blutet sie stark. Mir ist sofort bewusst: Das wird eine harte Nacht. Die lebensbedrohliche Situation der Patientin wird meine permanente Anwesenheit an ihrem Bett erfordern. Damit der fortlaufende Blutverlust ausgeglichen werden kann, wird sie in dieser Nacht noch viele Transfusionen benötigen. Zusätzlich ist sie kontinuierlich auf die Gabe von hoch dosiertem Noradrenalin angewiesen, ein sehr potentes, blutdrucksteigerndes Mittel. Kontinuierlich heißt: Die Spritzen in den Perfusoren – Pumpen, die das Medikament in einer von mir gesteuerten Geschwindigkeit injizieren – müssen nahtlos gewechselt werden, damit die Zufuhr nicht unterbrochen wird. Das würde den sicheren Tod der Patientin bedeuten. Zudem sind noch viele weitere Medikamente im Einsatz, wie das Narkosemittel Propofol, Elektrolyte und Insulin, die ich ebenfalls wechsle und immer wieder neu einstelle. Und zu allem Überfluss arbeiten auch ihre Nieren nicht mehr, weshalb sie an einer Dialyse angeschlossen ist. Fast stündlich nehme ich ihr Blut ab, um das Hämoglobinlevel und andere wichtige Werte im Auge zu behalten.

Ich bin vierzig Jahre alt und arbeite seit fast zehn Jahren als Intensivpfleger. In dieser Nacht bin ich auf der internistischen Intensivstation eines Berliner Krankenhauses eingesetzt. Von meinem Zuhause am Stadtrand sind es rund fünfundzwanzig Kilometer über Autobahn und Landstraße bis zur Klinik. Seit einer guten Stunde bin ich unterwegs, zuvor habe ich noch einen Energydrink zu mir genommen. Andere Pflegekräfte trinken Kaffee, bevor sie ihren Dienst antreten, jeder hat so seine Methode, um wach zu bleiben – denn die Verpflichtungen des Alltags lassen es meist nicht zu, tagsüber so viel zu schlafen, dass man einigermaßen ausgeruht ist. Das macht sich mit jeder weiteren Nachtschicht stärker bemerkbar.

Um 21:45 Uhr komme ich auf dem Parkplatz der Klinik an, wo Marc schon auf mich wartet. Marc ist sechs Jahre jünger als ich, ein guter Freund von mir und der Kollege, mit dem ich am liebsten zusammenarbeite. Wir kennen uns schon seit elf Jahren, er hat mit der Ausbildung ein Jahr nach mir angefangen. Als er noch Pflegeschüler war, habe ich ihn bei seinem ersten Einsatz im Rahmen des Projekts »Schüler leiten Schüler« begleitet und eingewiesen. Wir begrüßen uns und laufen gemeinsam vom Parkplatz zur Klinik, in der wir schon öfter eingesetzt waren. (Marc und ich arbeiten in einer Leiharbeitsfirma für Pflegekräfte. Warum wir das tun und nicht fest an einem Krankenhaus angestellt sind, werde ich später noch erklären.) Wir melden uns am Eingang. Im Umkleideraum legen wir den mintgrünen Kasack an, desinfizieren unsere Hände und gehen zur Station. Als externe Zeitarbeiter müssen wir dort klingeln. »Ja, bitte?«, ertönt es aus dem Lautsprecher. »Leasing Marc und Ricardo hier«, sage ich. »Okay, kommt rein.« Die Tür öffnet sich.

In der Regel führt uns unser Weg zunächst in den Aufenthaltsraum, wo der Spätdienst schon auf uns wartet, um die »große Übergabe« zu machen. Hierbei werden wir über alles unterrichtet, was in den letzten Stunden vorgefallen ist, was akut ansteht, wie viele Patienten wir betreuen müssen und was deren Befunde sind: wer eine Bluttransfusion bekommt, wer beatmet werden muss, wer an eine Dialyse angeschlossen ist. Und auch, wer aufgrund einer Patientenverfügung nicht mehr reanimiert oder beatmet werden darf. Aber an diesem Abend ist mal wieder alles anders. Auf der Station ist so viel zu tun, dass der Spätdienst noch beschäftigt ist und die große Übergabe ausfällt. Nur die allerdringlichsten Informationen werden ausgetauscht, dann muss jeder von uns sofort zu seinen ihm zugeteilten Patienten.

11

Außer für die Frau mit der Blutung im Bauch bin ich noch für zwei weitere Patienten verantwortlich: einen älteren Mann mit einem operierten Bauchaortenaneurysma, der ebenfalls kreislaufinstabil ist, und einen Patienten mit einer Pankreatitis, einer schweren Entzündung der Bauchspeicheldrüse. Seine Leber ist auch nicht mehr die beste, weil er sie über die Jahre hinweg durch Alkohol zerstört hat. Zudem leidet er an einer Blutvergiftung. Alle drei Patienten liegen im künstlichen Koma, alle drei werden beatmet und sind an die Dialyse angeschlossen, bei allen ist der Zustand höchst kritisch.

Ich bin entsetzt.»Wie sollen wir bei dem wenigen Personal alle Patienten lebend durch die Nacht bringen? Was sollen wir machen, wenn der nächste Notfall eingeliefert wird?«, frage ich meine Kollegin aus der Spätschicht. Sie ist nach acht Stunden völlig durch und hat die Nase voll, weil sie immer noch hier am Bett steht, obwohl sie längst Feierabend hätte. Sie weiß, dass auch die kommende Nacht schwierig wird:»Ja, was willste machen?«, blafft sie mich an.»Mehr als arbeiten kannste nicht. Wenn einer stirbt, dann ist es eben so«, sagt sie und verschwindet. Das klingt hart. Und es *ist* hart. Aber manchmal fällt es einfach verdammt schwer, unter den gegebenen Umständen, das heißt, wenn man selbst am Anschlag ist, mitfühlend zu sein und zu bleiben.

Das Leben dieser drei Menschen liegt jetzt mit in meinen Händen. Nun heißt es, für die bevorstehende Nacht alles effizient vorauszuplanen und mit der Ärztin abzustimmen. Welche Maßnahmen haben die höchste Priorität, welche können noch etwas warten? Bei welchen Patienten ist welches Medikament wann zu wechseln? Ich muss all das im

Kopf behalten. Am Monitor stelle ich die jeweiligen Alarmgrenzen ein, damit ich ein Signal bekomme, wenn etwa der
Puls oder der Blutdruck zu hoch oder zu niedrig ist. Die
meiste Aufmerksamkeit erfordert die blutende Patientin.

Wie so häufig ist die heutige Nacht ein Dienst ohne Pause,
mir bleibt höchstens mal ein kurzer Moment, in dem ich ein,
zwei Schlucke trinke. Dann muss ich auch schon zurück ans
Bett. Sich einfach mal hinzusetzen und durchzuatmen, das ist
nicht drin. Ich komme nicht mal auf die Toilette, um zu pinkeln. Das ist aber nicht das Schlimmste. Was mich wirklich
fertigmacht, ist das ständige Gefühl, nicht zu genügen, irgendetwas schuldig zu bleiben. Dass ich den Bedürfnissen meiner
Patienten nicht vollends gerecht werden kann, passt nicht zu
meinem eigenen Anspruch. Aber meine Aufmerksamkeit
lässt sich nicht unendlich teilen. Das geht im Grunde allen
Pflegekräften und auch Ärzten so. Viele von uns entwickeln
klassische Berufskrankheiten wie eine Magenentzündung,
weil wir selten in Ruhe essen können, sondern meist nur nebenbei schnell etwas in uns hineinstopfen. Rückenschmerzen
und Nackenverspannung sind an der Tagesordnung – bis hin
zum Bandscheibenvorfall. Kein Wunder: Zeitdruck und Personalmangel führen oft dazu, dass wir Patienten ohne zusätzliche Hilfe lagern müssen, obwohl dazu eigentlich mindestens zwei Leute benötigt werden. Das macht sich bei Patienten mit Übergewicht natürlich besonders stark bemerkbar.

Rund zwei Stunden sind seit meinem Schichtbeginn vergangen, doch die Patientin blutet immer noch. »Wir müssen
ins CT«, sagt die zuständige Ärztin. Die Computertomografie wird meist in einem anderen Trakt des Krankenhauses
durchgeführt, endlose Flure, schmale Gänge und den ein oder

anderen Fahrstuhl entfernt. Für mich bedeutet das jetzt: die Patientin von der Dialyse abstöpseln, alle Kabel, Schläuche und überlebenswichtigen Geräte so im Bett verstauen, dass sich nichts verheddert, und die Patientin an das mobile Atemgerät anschließen. Den Monitor, der die Vitalwerte anzeigt, muss ich ebenfalls mitnehmen sowie einen Rucksack, der alle Medikamente und sonstiges Equipment enthält, das man für einen eventuellen Notfall braucht. Die Ärztin packt mit an, denn andere helfende Hände gibt es nicht.

Dieses Mal haben wir Glück, dass das CT nicht, wie so häufig, durch Schwerverletzte aus der Rettungsstelle belegt ist, sodass wir sofort aufbrechen können. Meine anderen beiden Patienten muss ich dafür zurücklassen. Der Kollegin aus dem Nachbarzimmer, die selbst mit ihren drei intensivpflichtigen Patienten schwer beschäftigt ist, rufe ich im Vorbeigehen noch die wichtigsten Informationen zu. Sie trägt jetzt bis zu meiner Rückkehr die Verantwortung für fünf Patienten.

Endlich im CT angekommen, ziehen wir die Patientin mit all den Gerätschaften auf den CT-Tisch. Unterstützt werden wir hier von den zwei MTAs, den medizinisch-technischen Assistenten. Beim Umlagern ist absolute Vorsicht geboten, sämtliche Zugänge und vor allem der Beatmungsschlauch dürfen auf keinen Fall herausrutschen. Das Kommando gibt die Ärztin, die den Kopf und den Tubus sichert. Nachdem die CT-Bilder gemacht sind, hieven wir die Patientin gemeinsam wieder zurück ins Bett und treten den Rückweg zur Intensivstation an, wo meine Kollegin schon sehnsüchtig auf uns wartet. Im Zimmer bleibt mir nichts anderes übrig, als den Kabelsalat, der bei einem solchen Hin und Her ganz zwangs-

läufig entsteht, zu entwirren. Allein das dauert mindestens
zwanzig wertvolle Minuten.

CT-Fahrten dieser Art sind in einer Schicht keine Seltenheit. Sie stehen bei Patienten mit schweren Blutungen an,
aber auch bei jenen mit Schädelhirntrauma und plötzlich
auftretenden lichtstarren, weiten Pupillen, weil es dann das
Ausmaß des Hirnschadens zu überprüfen gilt. Nicht immer
habe ich drei Dialysen zu betreuen, sondern nur eine oder
zwei. Das bedeutet aber nicht, dass es dann automatisch
ruhiger zugeht, denn es werden ja auch Unfallopfer eingeliefert, Menschen, die versucht haben, sich das Leben zu
nehmen, oder Opfer von Messerstechereien – wobei es nicht
nur die »krassen« Fälle sind, die uns im Dienst fordern, sondern ebenso die vermeintlich unspektakulären: aggressive
Alkoholiker, die sich im Entzugsdelir sämtliche Zugänge
ziehen, mit ihren Fäkalien einschmieren und das medizinische Personal auch gerne mal treten, beißen oder anspucken.
Oder Demenzkranke, die die ganze Nacht um Hilfe schreien,
da man ihnen nicht begreiflich machen kann, wo sie sind
und warum. Es kommt vor, dass solche Patienten bei dem
Versuch, das Bett zu verlassen, stürzen und mit dem Kopf
auf dem Boden aufschlagen. Wo es früher noch Sitzwachen
gab, die das verhindern konnten, muss man heute aufgrund
von Personalmangel eine Fixierung von Händen und Füßen
zum Schutz vor Eigen- oder Fremdgefährdung vornehmen.

Auch ganz normale Vorgänge, wie etwa die Verlegung eines
Patienten, sind auf einer Intensivstation mit einem enormen
Aufwand verbunden. Alle medizinischen Gerätschaften, wie
Beatmungsgeräte und Absaugvorrichtungen, müssen ab-
gerüstet, gereinigt, wieder aufgerüstet und getestet werden,

damit sie bei einem Neuzugang sofort voll einsatzbereit sind.

Mittlerweile ist es draußen stockdunkel, auf der Station brennt nur diffuses Licht. Mein Körper kämpft gegen die wachsende Müdigkeit an, eigentlich möchte er schlafen. Die ununterbrochen notwendige Konzentration und die ständig neuen Anweisungen der Ärztin für alle drei Patienten kosten mich Kraft, denn alle Informationen soll mein Kopf gleichzeitig verarbeiten und speichern.

Wenn ich mental so ausgelastet bin, kann es auch mal passieren, dass ich den Fokus beim Aufziehen und Anmischen eines Medikaments verliere. Vor der Verabreichung frage ich mich dann: Hast du alles korrekt dosiert? Bist du dir wirklich sicher? Jeder wird es vermutlich aus dem Alltag kennen: Die Eingabe der PIN beim Bezahlen mit der EC-Karte ist Routine. Ohne groß darüber nachzudenken, tippen die Finger die bekannte Zahlenfolge. In dem Moment aber, wo man unter Stress steht und sich die Gedanken plötzlich um die Zahlen drehen, bremst der Kopf die Finger aus. Wo vorher die Geheimzahl war, ist nun völlige Leere. In meinem Fall können Zweifel oder Fehlentscheidungen Menschenleben kosten. Also schmeiße ich lieber die Spritze in den Müll und ziehe die Medikamente neu auf. Und wenn gar nichts mehr geht, hilft nur eine kurze Auszeit auf dem Klo. Das ist der einzige Ort, an dem ich ungestört bin und das Gedankenkarussell kurz anhalten kann.

So kämpfe ich mich durch die Schicht, bis um Viertel nach sechs. Dann steht endlich die Übergabe für die Frühschicht an. Alles, was im Nachtdienst passiert ist, dokumentiere ich in der sogenannten Patientenkurve: Wie lief es in der Computertomografie? Musste abgesaugt werden? Und vor allem: Wie ist der aktuelle Zustand der Patienten? Entschuldigen muss ich mich ebenfalls: für den Saustall, den ich dieses Mal aus Zeitmangel hinterlassen habe, die blutigen Bettlaken, die übervollen Müllsäcke und das verbrauchte Material, das ich nicht geschafft habe, wieder aufzufüllen.

Nach so einer Schicht bin ich einfach nur froh, dass alle überlebt haben. Dabei sind Schichten wie diese aufgrund des immer spürbarer werdenden Personalmangels kein Ausnahmezustand mehr, sondern Alltag. Ich verlasse das Krankenhaus und kann zum ersten Mal wieder richtig durchatmen. Ich genieße die frische Luft und spüre, wie die Anspannung von mir abfällt – das ist das schönste Gefühl überhaupt. Spätestens wenn ich im Auto sitze und der Adrenalinspiegel langsam sinkt, packt mich die Müdigkeit. Doch schon kommen neue Zweifel. Habe ich etwas vergessen? Habe ich alle wichtigen Informationen an den nachfolgenden Dienst weitergegeben? Wenn mir doch noch etwas einfällt, rufe ich auf der Station an.

Meinen Freund Marc habe ich an diesem Morgen nicht mehr getroffen, meine Übergabe hat etwas länger gedauert. Er ist schon losgefahren, weil er schnell nach Hause musste, um seine Kinder zur Schule zu bringen. »Schade, dass wir uns kaum gesehen haben«, schreibt er mir. Und dann noch: »Nächste Nacht wird ruhiger.« Mal sehen, ob er recht behält. Jedenfalls ahnen wir an diesem Tag noch nicht, welche zusätzlichen Herausforderungen das Frühjahr 2020 für uns bereithalten sollte.

2
ENDLICH ANGEKOMMEN

Dieser Anblick geht mir nicht mehr aus dem Kopf: Auf der Trage liegt ein lebloser Körper, die Haut ist blass, die Arme hängen schlaff an den Seiten herunter. Alles ist voller Blut.

Ich bin im dritten Jahr meiner Ausbildung zum Gesundheits- und Krankenpfleger und zum ersten Mal auf einer Intensivstation eingesetzt. Ivonne, meine Praxisanleiterin, kommt hektisch auf mich zugelaufen und fragt:»Ricardo, warst du schon mal bei einer Reanimation dabei? Traust du dir das zu?«

Ich bin so perplex, dass ich nur nicken kann, und folge ihr in den Herzkatheter, einen Raum, der sich außerhalb der Station befindet. Dort liegt ein älterer Herr mit Herzinfarkt. Die Ärzte haben versucht, ihm über die Leiste einen Stent in eines der verstopften Herzkranzgefäße zu setzen, doch das hat leider nicht geklappt. Sein Herz hat aufgehört zu schlagen.

Nach kurzer Anleitung durch den Oberarzt werde ich ins kalte Wasser gestoßen. Ich mache mich bereit, um auf sein Kommando nahtlos die Herzdruckmassage zu übernehmen. »3, 2, 1!«, sagt er. Schon presse ich meine Handflächen auf die Mitte des Brustkorbs – und bin schockiert. Wo ich den Widerstand der Rippen spüren müsste, drücke ich nur in eine weiche Masse. Dass es – wie in diesem Fall bereits passiert – bei einer Reanimation aufgrund der starken Kompression gar nicht so selten zu Rippenbrüchen kommt, weiß ich damals noch nicht. Der Oberarzt und ich wechseln uns regelmäßig ab, dennoch sind wir nach etwa einer halben Stunde ziemlich erschöpft. Und frustriert. Wir konnten den Patienten nicht zurückholen. Was bleibt, sind die Bilder in meinem Kopf: die Arme des Mannes, die während des Drückens auf und ab schaukeln, und seine Augen, die leer an die Decke starren.

Niedergeschlagen machen Ivonne und ich uns mit dem Verstorbenen auf den Weg zurück zur Station. Während der Oberarzt mit der Ehefrau spricht, kümmere ich mich um den Toten. Ich richte das Kopfteil des Bettes ein wenig auf, wasche das Blut von seinem Körper und ziehe ihm ein frisches Nachthemd über, denn ich möchte, dass er würdevoll aussieht, wenn seine nächsten Angehörigen kommen, um sich von ihm zu verabschieden. Dann lege ich Taschentücher für sie bereit, stelle eine Kerze auf und öffne das Fenster. Ich glaube daran, dass auf diese Weise die Seele den Raum verlassen kann. Ivonne begleitet die Ehefrau ins Zimmer, dann ziehen wir uns zurück.

Später bereite ich alles für den Transport in die Pathologie vor, wohin die Toten zur Kühlung gebracht werden. Zum ersten Mal in meinem Leben fülle ich einen Zehenzettel aus, ein

Namensschild, das man am großen Zeh des Verstorbenen befestigt, um Verwechslungen zu vermeiden. Ein Pfleger bringt mir den vom Arzt ausgestellten Totenschein und sieht, dass der Oberkörper des Verstorbenen noch aufgerichtet ist. »Ricardo, vergiss nicht, das Kopfteil wieder waagerecht zu stellen. Wenn du das so lässt und die Leichenstarre einsetzt, kann der Bestatter ihn später nicht mehr in den Sarg legen.«

Als ich an diesem Tag nach Hause fahre, bin ich körperlich fit, aber innerlich total aufgewühlt. Im Laufe meiner Ausbildung habe ich zwar an einem Sterbeseminar teilgenommen, das uns an den Umgang mit dem Tod heranführen sollte, aber all die Theorie konnte mich nicht auf diesen Tag vorbereiten. Ich musste mit ansehen, wie ein Mensch stirbt, und das ganz mit mir alleine ausmachen. Niemand hatte Zeit, mit mir über mein Gefühl der Hilflosigkeit zu sprechen. Und eine Supervision, wie sie in vielen Berufszweigen Standard ist, gab es nicht. Noch heute ist ein solches Angebot im Krankenhaus die absolute Ausnahme (auch hierzu später mehr). Dabei ist der Tod ein ständiger Begleiter auf der Intensivstation – an den ich mich dennoch vermutlich nie gewöhnen werde.

KEIN GLÜCK IM JOB

Rund vier Jahre zuvor, während eines Klinikaufenthalts im September 2009, spielte ich zum ersten Mal mit dem Gedanken, Krankenpfleger zu werden, ohne zu ahnen, was alles damit verbunden sein und auf mich zukommen würde.

Noch geschwächt und etwas benommen, erwachte ich damals aus der Narkose. Mit den Händen ertastete ich die Schläuche, die in meinem Bauch steckten. »Herr Lange, sind Sie wach? Haben Sie Schmerzen?«, fragte mich der Pfleger an meinem Bett. »Ich bin Schwester Kevin und heute für Sie zuständig«, sagte er mit einem Grinsen. Kevin und seine Kollegen sollte ich in den nächsten Tagen noch besser kennenlernen. Sie kümmerten sich um mich, beantworteten geduldig alle meine Fragen und waren stets gut gelaunt. Mein Interesse war geweckt! »Eigentlich ist das ein cooler Beruf«, dachte ich. »Wäre das nicht auch was für dich, Ricardo? Krankenpfleger?«

Erst wenige Wochen zuvor hatte mich etwas ganz anderes beschäftigt. Eines Morgens konnte ich kein Wasser mehr lassen, egal, wie sehr ich auch presste. Unter Schmerzen fuhr ich ins Krankenhaus. Der Arzt schaute skeptisch auf den Ultraschallbildschirm. »Das gefällt mir gar nicht, was ich da sehe.«

Ich war verwirrt: »Was sehen Sie denn?«

»Das sieht aus wie ein Tumor«, sagte er.

Ich erinnere mich noch ganz genau, dass ich damals dachte: »Scheiße, Krebs!«

Der Arzt schien zu bemerken, was mir durch den Kopf ging. »Abwarten«, sagte er, »wir wissen doch noch gar nicht, ob er gut- oder bösartig ist.« Mithilfe eines Katheters ließ er den Urin aus meiner Blase ab, dann durfte ich wieder nach Hause. Weitere Untersuchungen in den nächsten Tagen ergaben, dass ich eine Zyste in der Blase hatte, die die Harnröhre einengte. Die Entscheidung, sie operativ entfernen zu lassen, zögerte ich trotzdem lange hinaus, da man mich darüber aufgeklärt hatte, dass dies unter Umständen meine Zeugungsfähigkeit beeinträchtigen könnte. Irgendwann aber war der Leidensdruck so groß, dass ich es nicht mehr aushielt. Ich stimmte zu. Und dann war da ja noch die Berufsfrage. Die Vorstellung, in der Pflege tätig zu sein, gefiel mir immer mehr. Kaum war ich entlassen, erkundigte ich mich bei einem Krankenhaus in meiner Nähe, was ich tun müsste, um Krankenpfleger zu werden. Zu diesem Zeitpunkt hatte ich schon eine Reihe von Berufen ausgeübt. »Handwerk hat goldenen Boden«, war die feste Überzeugung meiner Eltern, also begann ich mit sechzehn Jahren eine Ausbildung zum Gas- und Wasserinstallateur, die ich auch erfolgreich abschloss. Aber so richtig mein Ding war das nicht. Daher bewarb ich mich nach meinem Grundwehrdienst bei der Polizei.

Das entsprach mir deutlich mehr, weil ich Menschen gern helfe. Schon in der Schule konnte ich es nicht ertragen, wenn Schwächere gemobbt wurden. Damals lauerten meinem Kumpel und mir auf dem Heimweg ein paar Halbstarke in Springerstiefeln und Bomberjacken – damals ein typisches Erscheinungsbild in Berlin-Hellersdorf – auf. Sie wollten Geld und Zigaretten. Pech für uns, dass wir beides nicht hatten. Ungehalten durchsuchten sie unsere Schultaschen und verstreuten den Inhalt auf dem Weg. Am Schluss kassierten wir noch die eine oder andere Backpfeife. In den nächsten Tagen war der Schulweg für uns ein regelrechter Albtraum. Da habe ich für mich entschieden, dass ich mich nie wieder so herumschubsen lasse.

Ich begann, mehrmals die Woche Kraft- und Kampfsport zu betreiben. Schon bald stellten sich erste sichtbare Erfolge ein. Nun war ich nicht mehr der schmächtige Junge, der wegen seines Micky-Maus-T-Shirts gehänselt wurde, sondern der, den man lieber in Ruhe ließ. Von da an setzte ich mich aktiv für Schwächere ein, zum Beispiel für einen dickeren Jungen aus meiner Klasse, den sich ein paar Jungs ausgeguckt hatten. Im Sportunterricht warfen sie ihn immer wieder mit Bällen ab und machten sich über ihn lustig. Da bin ich dazwischengegangen. Schubser werden geschubst!

Ich war daher total glücklich, dass ich bei der Polizei tatsächlich eine Ausbildungsstelle bekommen hatte, auch weil ich davon ausging, dass ich als Beamter ein sicheres Einkommen hätte und mir nie wieder Sorgen um meinen Job machen müsste. Von wegen. Bei einer betriebsärztlichen Untersuchung kurz vor Ende der Ausbildung stellte der Arzt fest, dass mein Hörvermögen für den Polizeidienst nicht ausreichte. Das war das Aus bei der Polizei. Auf einen Schlag war ich dienstuntauglich und wurde entlassen. Dabei war bis dahin alles perfekt gelaufen.

Ich fiel in ein tiefes Loch, denn da ich Beamter auf Widerruf gewesen war, hatte ich nichts in die Arbeitslosenversicherung einbezahlt und bekam nun kein Arbeitslosengeld. Eine Krankenversicherung hatte ich auch erstmal nicht. Auch die Berufsunfähigkeitsversicherung griff nicht. Mir blieb nichts anderes übrig, als mich beim Jobcenter zu melden. Eine Tätigkeit in meinem erlernten Beruf als Gas- und Wasserinstallateur kam auf Anraten des Amtsarztes wegen des Baulärms nicht in Frage. Also machte ich mein Hobby zum Beruf und ließ mich zum Fitnesstrainer und Ernährungsberater ausbilden. Mit der Zeit merkte ich aber, dass mich das auf Dauer nicht glücklich machen würde. Ich fühlte mich wie in einer Zeitschleife gefangen – bis zu jenem Krankenhausaufenthalt im Herbst 2009 und der Entscheidung, die mein Leben grundlegend verändern sollte.

VOLLES RISIKO

Bevor ich die Ausbildung zum Gesundheits- und Krankenpfleger beginnen konnte, musste ich zunächst ein einmonatiges unbezahltes Pflegepraktikum absolvieren. So viele Urlaubstage hatte ich aber nicht mehr übrig. Deshalb setzte ich alles auf eine Karte und kündigte meinen Job als Fitnesstrainer. Um in dieser Zeit finanziell über die Runden zu kommen, putzte ich nebenbei in einem Fitnesscenter nachts die Geräte, die Klos und den Trainingsraum. Ich musste ja die Miete für meine Wohnung aufbringen, meine Hündin Sheila versorgen und mich für das Praktikum auf eigene Kosten gegen Hepatitis B impfen lassen. Arbeitslosengeld bekam ich auch diesmal nicht, stattdessen eine dreimonatige Sperre, da ich selbst gekündigt hatte.

Die ersten Tage im Klinikalltag waren für mich sehr gewöhnungsbedürftig: der Umgang mit schwerkranken Menschen, die ganzen Sinneseindrücke, Erbrochenes, Exkremente und tiefe, offene Wunden. Jeden Tag war ich mit neuen Herausforderungen konfrontiert. Ich musste mein Schamgefühl bei der Intimwäsche fremder Menschen ebenso überwinden wie meine Angst, zu grob zu sein oder etwas falsch zu machen. Schnell war ich allerdings fasziniert von

25

den unterschiedlichen Krankheitsbildern und davon, wie man die Patienten medizinisch und pflegerisch versorgt. Ich lernte zum Beispiel, dass man Fliegenmaden auf schlecht heilende, infizierte Wunden aufbringen konnte, weil die das erkrankte Gewebe wegfraßen, und wurde mit den unterschiedlichsten Auswirkungen von Alkoholismus auf den menschlichen Körper konfrontiert, von denen ich zuvor noch nichts gehört hatte: Zum Beispiel haben die Suchterkrankten nicht selten Nervenschäden in den Beinen, sogenannte Polyneuropathien, wodurch ein hinkender Gang entsteht.

Große Freude machten mir schon damals die Gespräche mit den Patienten. Ich fand es beeindruckend, all die verschiedenen Persönlichkeiten kennenzulernen und an ihren Lebensgeschichten teilzuhaben. Um eine einhundertvier Jahre alte Dame habe ich mich besonders gerne gekümmert. Sie war bettlägerig und hatte keinen Willen mehr zu leben. Mehrfach bat sie mich, es mit ihr »zu Ende zu bringen«.

»Nee, nee«, entgegnete ich entsetzt, »das machen wir nicht.«

Zu dieser Zeit litt ich an starken Rückenschmerzen, die ich nur mit Tabletten einigermaßen in den Griff bekam. Ich versuchte mir nichts anmerken zu lassen, aber die Patientin bot mir einen Tausch an: »Wenn du mir hilfst, helfe ich dir.« Was meinte sie damit? Kurze Zeit später hörten wir einen lauten Knall aus ihrem Zimmer. Eine Schwester und ich eilten sofort zu ihr. Wie von Geisterhand war die Verschalung des Türschlosses abgefallen. Die alte Dame konnte es nicht gewesen sein, sie lag reglos im Bett.

Als ich am nächsten Morgen erwachte, war ich erstmals seit Langem völlig schmerzfrei. Gelöst kam ich zur Frühschicht. Bei der morgendlichen Übergabe erfuhr ich, dass die alte Dame in der vergangenen Nacht gestorben war. Auch wenn es nur ein Zufall sein konnte, war mir die Gleichzeitigkeit der Geschehnisse doch ein bisschen unheimlich.

Niemals hätte ich geglaubt, dass mir diese Arbeit so viel Spaß machen könnte. Auch meine Eltern hätten das nie für möglich gehalten, zumal ich mich schon als Kind wahnsinnig vor Exkrementen geekelt habe. Wenn ich in Hundekacke getreten bin, habe ich danach stundenlang meine Schuhe geschrubbt. Meine Mutter hat nur gelacht und immer wieder angekündigt, mir zu meinem 18. Geburtstag einen Pferdeapfel zu schenken.

Besagter Tag sollte schließlich in vielerlei Hinsicht für mich ein besonderer werden. Endlich durfte ich Auto fahren und die von mir geliebten Horrorfilme aus der Videothek ausleihen. Auf diese Unabhängigkeit hatte ich mich schon ewig gefreut. Damals wohnte ich noch bei meinen Eltern in einer Vier-Zimmer-Plattenbauwohnung in Hellersdorf. Als ich ins Wohnzimmer kam, war der Geburtstagstisch bereits gedeckt: Kerzen, Geburtstagskarten von allen aus der Familie, Geschenke, überall bunte Luftballons und Donauwelle, mein Lieblingskuchen. In der Mitte thronten vier handballgroße, in Silberfolie eingepackte Kugeln. Auf sie stürzte ich mich zuerst. Ich riss die Folie auf und brüllte lachend los: »Ist das jetzt wirklich euer Ernst? Was waren das denn bitte für Riesenpferde?«

Meiner Mutter liefen die Tränen, sie konnte sich vor Lachen kaum halten, dann klärte sie mich auf: »Das ist Elefantenscheiße, mein Junge!« Sie hatte also ihr Versprechen tatsächlich wahr gemacht – mithilfe meines Vaters, der die vier gigantischen Haufen aus dem Berliner Zoo mitgebracht hatte, wo er gerade als Dachdecker arbeitete.

In null Komma nichts war das Praktikum in der Klinik vorbei. Sofort bewarb ich mich dort um einen Ausbildungsplatz, bekam aber leider erst für das darauffolgende Ausbildungsjahr eine Zusage. Jetzt hieß es, die Wartezeit zu überbrücken, um nicht mit leeren Taschen dazustehen. Zum Glück konnte mir mein Vater bei seiner Firma eine Stelle als Bauhelfer vermitteln.

Tatsächlich gibt es nichts Schlimmeres, als seine Rechnungen nicht bezahlen zu können oder an der Kasse im Supermarkt das Geld zigmal nachzählen zu müssen, aus Sorge, es könnte nicht reichen. Dazu kommt, dass man in bestimmten Jobs nicht nur schlecht bezahlt, sondern auch herablassend behandelt wird. Das habe ich am eigenen Leib erfahren. Als ich die Klos in dem Fitnessstudio schrubbte, war es für einige Mitarbeiter zu viel des Guten, die ganz normalen Höflichkeitsregeln einzuhalten. Es gab keine nette Begrüßung, kein »bitte«, kein »danke«. Dieses Phänomen beobachte ich auch heute ab und zu im Klinikalltag. Das Pflegepersonal grüßt die Reinigungskraft nicht, der Chefarzt grüßt die Pflegekraft nicht. Für mich ist jeder Mensch, unabhängig davon, welchen Job er macht, wertvoll und ein wichtiger Teil unserer Gesellschaft. Und seien wir mal ehrlich: Egal ob Reinigungskraft, Pfleger oder Arzt – am Ende des Tages sitzen wir alle in Jogginghosen auf der Couch.

EIN LANGER, HARTER WEG

Am 4. Oktober 2010 begann ich meine Ausbildung an der Krankenpflegeschule in Berlin-Neukölln. Auf mehrere Wochen Schule folgten immer mehrere Wochen praktischer Einsatz in den verschiedenen Fachbereichen wie der Neurologie, Psychiatrie, Urologie oder auf der Rettungsstelle. In meiner Klasse war ich mit meinen mittlerweile neunundzwanzig Jahren der Zweitälteste von fünfundzwanzig Schülern, viele waren deutlich jünger als ich und kamen frisch vom Gymnasium. Einige waren bald wieder weg, weil sie doch noch einen Studienplatz in Medizin bekommen oder die Probezeit nicht bestanden hatten. So hat sich die Klasse im Laufe der drei Jahre spürbar verschlankt.

Ich war einer der wenigen, die kein Abitur hatten. Und mein letzter Schultag lag ewig zurück. Anatomie, Physiologie, Kommunikation oder Krankheitslehre – ich musste das Lernen erst wieder lernen. Als mir zum ersten Mal Wörter wie *Mitose* und *Meiose* unterkamen, dachte ich nur: »Bitte was?« Ich hatte davon noch nie etwas gehört und war von dem Lernstoff und den ganzen Fachbegriffen anfangs ziemlich demotiviert. »Das packst du niemals«, dachte ich. Irgendwann redete ich mir aber selbst ins Gewissen: »Mann, Alter, jetzt reiß dich mal am Zippel. Du bist jetzt Ende zwanzig. Das ist deine letzte Chance. Noch eine wird's nicht geben!«

Also habe ich die Arschbacken zusammengekniffen und mich richtig reingehängt. Während die anderen feiern gingen oder am See lagen, habe ich gebüffelt. Statt die unterschiedlichen Krankheitsbilder nur auswendig zu lernen, war es mir wichtig, die komplexen Zusammenhänge zu verstehen. Deshalb habe ich im Unterricht irgendwann gar nicht mehr mitgeschrieben, sondern selbständig zu Hause in Fachbüchern und im Internet recherchiert. Zum Ende der Ausbildung hatte ich stapelweise Karteikarten angelegt.

Meine Zwischenprüfungen hatte ich bereits bestanden, alles lief gut. Bis zu jenem Tag im Sommer 2011. Als ich morgens auf die Toilette ging, hatte ich Blut im Urin. Zur Schule fuhr ich trotzdem, da an diesem Tag eine mündliche Prüfung anstand. Und danach sofort zum Urologen. Auch dort war die Urinprobe blutrot. Ich kann mich noch gut erinnern, wie ich im Warteraum saß, der Urologe hereinkam und mich vor allen Leuten fragte: »Ist das Ihr Becher?«

»Ja.«

»Seit wann haben Sie das?«

»Seit heute Morgen.«

»Haben Sie Schmerzen?«

»Nö, eigentlich nicht.«

»Scheiße«, sagte er, ganz leise. »Wenn Sie Schmerzen hätten, wären es vermutlich Blasensteine. Aber so ist es wahrscheinlich Blasenkrebs. Na, wir gucken mal, was der Ultraschall sagt.«

Dann ließ er mich mit dieser Aussage sitzen. »Oh nein, nicht schon wieder«, ging es mir durch den Kopf. »Ich dachte, das Thema sei vom Tisch! Dieses Mal habe ich bestimmt nicht so viel Glück.« Für mich war die Diagnose bereits klar. Ich rief sofort meine Mutter an und erzählte ihr alles. Bald darauf kam sie auch schon völlig aufgelöst in die Praxis und setzte sich zu mir. Zu dieser Zeit war ich bereits auf einer Urologiestation eingesetzt gewesen. Blasenkrebs war mir also ein Begriff und ich hatte sofort die Bilder im Kopf: Wie sie mir die Blase rausnehmen, wie ich zur Chemotherapie muss und – wenn ich richtig Pech hätte – wie ich in Zukunft aus dem Bauch in einen Beutel pinkeln muss. Ich glaube zwar nicht an Gott, aber als ich dort im Warteraum saß, habe ich trotzdem gebetet.

Bei der Ultraschalluntersuchung versuchte ich am Monitor irgendetwas zu identifizieren, doch mich erinnerte das alles nur an einen schwarz-weißen Flickenteppich. Als auch der Arzt nichts Auffälliges erkennen konnte, war ich zunächst erleichtert, doch er dämpfte meine Euphorie sofort.

»Das muss nichts heißen, manche Tumore kann man auf dem Ultraschall nicht erkennen. Wir müssen in den nächsten Tagen noch eine Blasenspiegelung machen.«

»Nee, stopp«, sagte ich angespannt. »Können wir die Blasenspiegelung nicht heute noch machen? Ich möchte sofort wissen, ob ich Krebs habe oder nicht.«

Daraufhin lenkte er ein. »In Ordnung, das dauert aber, nehmen Sie bitte draußen noch mal Platz.«

Eine Blasenspiegelung ist normalerweise eine sehr schmerzhafte Angelegenheit. Aber ich war so voller Adrenalin, dass ich überhaupt nichts spürte. Die Untersuchung ergab schließlich, dass nur ein Blutgefäß geplatzt war, wahrscheinlich aufgrund einer Entzündung. Ich kann gar nicht sagen, wie erleichtert ich war. Nur ausgestanden war die Sache leider noch immer nicht.

31

Am nächsten Tag konnte ich nämlich kaum laufen; in meinen Knien hatte sich Wasser gesammelt, meine Ellbogen waren ebenfalls geschwollen und schmerzten, meine Augen waren entzündet. Im Krankenhaus konnten die Ärzte keine Ursache finden. Ein Rheumatologe stellte kurz darauf eine reaktive Arthritis fest, auch bekannt als Morbus Reiter. Eine Immunreaktion meines Körpers – vermutlich ausgelöst durch die Entzündung in der Blase. Das hieß: mehrere Wochen lang starke Schmerzmittel nehmen. Dennoch ging ich in dieser Zeit weiter zur Ausbildung. Ich konnte mich nicht krankschreiben lassen, denn mit zu vielen Fehltagen hätte ich sie nicht abschließen können und von vorne beginnen müssen. Das wollte ich auf keinen Fall, also habe ich die Zähne zusammengebissen und trotz der Schmerzen funktioniert: Medikamente aufziehen, Patienten waschen und mobilisieren – dabei fiel mir selbst das Laufen schwer.

So beschissen diese Zeit auch war, heute hilft sie mir, mich wenigstens annähernd in Patienten hineinversetzen zu können, die eine schlimme Diagnose bekommen haben und sich mit dem eigenen Sterben auseinandersetzen müssen. Das Leben kann verdammt kurz sein. Zu dieser Erkenntnis bin ich im Laufe meiner Arbeit auf der Intensivstation immer wieder gekommen. Leider vergeuden wir oft die wertvolle Zeit, die wir haben, indem wir uns vorrangig mit den negativen Dingen des Lebens beschäftigen. Immer wenn wir neidisch und missgünstig auf andere schauen, verlieren wir unser eigenes Glück aus den Augen. Manchmal stelle ich mir vor, wie ich an meinem Lebensabend im Sessel sitze und rückblickend denke: »Ach, hätte ich doch damals ...« Und dann sage ich mir, dieses »damals« ist genau heute. Seitdem schiebe ich Herzensentscheidungen nicht mehr auf.

EINE BLONDE LOCKE

Die Ausbildungszeit verging wie im Flug und ich schloss sie als Jahrgangsbester ab. Ich bekam eine Prämie und einen Blumenstrauß überreicht, erhielt aber trotz meiner guten Noten keine Anstellung auf der Intensivstation. Das kann man sich heute gar nicht mehr vorstellen. Heutzutage ist der Personalmangel so groß, dass beinahe jeder eingestellt wird, heute gibt es keine Nachwuchskräfte mehr zum Herauspicken.

Dennoch hatte ich Glück, weil ich in einer anderen Klinik einen der wenigen und sehr begehrten Plätze für ein Traineeprogramm in der Intensivpflege ergattern konnte. Dort lernte ich, wie man Dialysen anschließt und bedient, Beatmungsgeräte richtig einstellt, welche Notfallmedikamente bei einer Reanimation benötigt und wie sie verabreicht werden. Ebenso lernte ich den Umgang mit hoch instabilen Patienten, wie man sie mit einer Vielzahl von Schläuchen und Kabeln lagert oder transportiert und wie man die Narkosemittel und andere Medikamente steuert. Diese fünfzehn Monate waren sehr wertvoll und haben mich bestens auf meine spätere Arbeit als Intensivpfleger vorbereitet. Trotzdem war mein erstes Jahr auf der Intensivstation herausfordernd, da es eine ganze Weile dauerte, bis ich bei den hochkomplexen Auf-

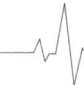

gaben eine gewisse Sicherheit entwickelte. Die Kollegen hatten mich aber bereits vorgewarnt, dass man mindestens ein Jahr braucht, bis man die Basics verinnerlicht hat.

Ich arbeitete nun auf der neurochirurgischen Intensivstation. Eines Tages, ich hatte Spätdienst, übernahm ich zwei Einzelzimmer. In einem lag ein zehnjähriger Junge mit halblangen blonden Haaren, intubiert und an ein Beatmungsgerät angeschlossen. Er war zu Hause unbemerkt in den Swimmingpool gefallen, sodass seine Eltern nicht sagen konnten, wie lange er unter Wasser geblieben war. Kaum hatte ich meine Übergabe erhalten, begleitete ich den Kleinen zu einer Hirnperfusionsszintigrafie. Bei dieser Untersuchung wird ein radioaktives Kontrastmittel in die Blutbahn gespritzt, um zu sehen, ob und wie das Gehirn durchblutet wird. Dazu mussten wir in einen anderen Trakt der Klinik. Ich schob das Bett des Jungen, der Oberarzt und die Eltern waren dabei, alle zusammen liefen wir schweigend über die Flure. Keiner sagte einen Ton.

Auf dem Bildschirm sahen der Oberarzt und ich, dass der Blutfluss zum Gehirn komplett unterbrochen war: Das Kontrastmittel stieg nur bis zum Hals auf. Der Junge war hirntot. Doch anstatt es den Eltern sofort zu sagen, wartete der Oberarzt, bis wir wieder auf unserer Station waren. So liefen wir schweigend den Weg zurück: der Arzt und ich in dem Wissen, dass der Junge tot war, die Eltern in der Hoffnung, dass vielleicht alles wieder gut werden würde. Die fünf bis sechs Minuten, die wir unterwegs waren, kamen mir vor wie Stunden. Mir gingen so viele bedrückende Gedanken durch den Kopf:»Gleich wird er es den Eltern sagen. Wie werden sie reagieren? Wie werden sie das verkraften?«

Vor Schmerz sind sie bei dem Gespräch zusammengebrochen, und auch ich hatte einen dicken Kloß im Hals. Schließlich sah es so aus, als würde das Kind nur schlafen. Erst beim Öffnen der Augen erkannte man an den Pupillen, dass die Seele den Körper längst verlassen hatte. Normalerweise sind sie rund, haben die gleiche Größe und ziehen sich bei Lichteinfall zusammen, bei dem kleinen Jungen waren sie stark geweitet, reagierten nicht mehr und hatten ihre ursprüngliche Form verloren. Das Schlimmste, was Eltern passieren kann, war eingetreten. Dennoch musste der Arzt die Eltern noch fragen, ob sie einer Organspende zustimmen. Das lehnten sie ab.

Während sie von ihrem Kind Abschied nahmen, steuerte ich die Medikamente und kümmerte mich um die Beatmung – allesamt Maßnahmen, um den Jungen künstlich am Leben zu erhalten. Nach einer Weile baten die Eltern darum, sein Leiden zu beenden. Gemeinsam mit dem Oberarzt stellte ich die lebenserhaltenden Medikamente ab und schaltete das Beatmungsgerät aus. Das war bis dahin der für mich bedrückendste Moment auf der Intensivstation. Die Eltern wollten noch bleiben. Sie schnitten eine Locke als Erinnerung ab, legten sich zu ihrem Sohn ins Bett und weinten.

Bis weit über meinen Feierabend hinaus saßen der Arzt und ich noch zusammen, um über das Erlebte zu sprechen. Da habe ich das erste Mal auf Arbeit geweint. An diesen Tag denke ich noch heute.

Was mir ebenfalls in Erinnerung geblieben ist: dass mich irgendwann eine Schwester aufforderte: »Ricardo, sag mal den Eltern, sie sollen das Bett freimachen, wir brauchen das jetzt langsam.« Ich dachte, die spinnt doch, und antwortete: »Nee, das kannst du selber machen.«

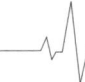

Im Nachhinein mache ich ihr keinen Vorwurf. Tatsächlich sind manche Pflegekräfte durch den täglichen Stress und die Dauerbelastung schon so abgestumpft, dass sie jede Empathie verloren haben und einfach nur noch funktionieren. Ihr Verhalten ist eine Art Selbstschutz. Viele Kolleginnen und Kollegen haben sich mit der Zeit eine harte Schale zugelegt. Das zeigt sich schon an ganz simplen Dingen. Etwa wenn sie Patienten waschen und dann splitterfasernackt liegen lassen, wenn die ärztliche Visite ins Zimmer kommt. Doch wie belastend auch immer unsere Arbeitsbedingungen sind: Wir sollten versuchen, uns so zu verhalten, wie wir selbst in dieser Situation behandelt werden wollten. Meistens liegen bei uns Menschen, die ihr ganzes Leben lang selbständig waren und plötzlich durch einen Schicksalsschlag auf fremde Hilfe angewiesen sind. Einfachste Erledigungen, wie sich zu waschen oder zur Toilette zu gehen, sind von heute auf morgen nicht mehr möglich. Für eine Pflegekraft dagegen ist es beruflicher Alltag, dass die Patienten in ihren Ausscheidungen oder ihrem Erbrochenen liegen, Windeln tragen oder auf dem Toilettenstuhl sitzen, während noch andere Personen anwesend sind. Ich habe es schon erlebt, dass ein bettlägeriger Patient geklingelt hat, weil er dringend auf die Bettpfanne musste – allein das ist für die meisten schon ein beschämender Moment. Die Pflegekraft sagte ihm, dass er ja eine Windel trage und in seine »Hose« machen solle. So etwas passiert nicht aus Boshaftigkeit, sondern aus Zeitdruck.

In vielerlei Hinsicht schaffen wir es heute gar nicht mehr, die Patienten so zu pflegen, wie wir es gelernt haben. Das fängt mit dem Haarewaschen an, schon das ist kein Luxusproblem. Schließlich liegen die Patienten nicht selten wochenlang auf der Intensivstation. Wie sollen sie sich da mit verfilzten Haaren wohlfühlen?

Aber natürlich geht es auch um deutlich gravierendere Dinge. Für Patienten gibt es während ihres Klinikaufenthalts genügend Situationen, die einen Eingriff in die Intimsphäre darstellen. Das müssen sich Pflegekräfte, Ärzte oder Therapeuten immer wieder bewusst machen. Ich bitte zum Beispiel immer eine Kollegin hinzu, wenn ich bei einer Patientin einen Blasenkatheter legen muss. Vorausgesetzt, sie hat auch die Zeit, mir zu helfen …

In der Ausbildung wurde uns auch vermittelt, wie wichtig es ist, die Ressourcen des Patienten optimal zu nutzen. Wenn ein Mensch über längere Zeit im Koma liegt, baut sich seine Muskulatur ab und er »verlernt« die einfachsten Bewegungsabläufe, wie zum Beispiel sich das Gesicht zu waschen oder die Zähne zu putzen. Die muss er sich danach erst wieder mühselig aneignen. Im Idealfall führt er daher alle ihm möglichen Bewegungen selbst aus, und ich unterstütze nur dort, wo es nötig ist. Selbst scheinbar minimale Aktionen, wie sich (mit Hilfe) aufzurichten und an die Bettkante zu setzen, aktivieren die Muskulatur und den Kreislauf und sind wichtig für die Funktion der Lunge. Dazu kommt: Solche kleinen Erfolgserlebnisse sind für den Patienten wertvoll und tragen maßgeblich zum Heilungsprozess bei. Auch die Angehörigen gehen mit einem besseren Gefühl nach Hause, wenn sie stetige kleine Fortschritte miterleben.

Doch leider sieht der Alltag meist anders aus. Oft muss es einfach schnell gehen: Der Pflegesessel wird neben das Bett geschoben und die Lehne runtergeklappt, sodass Sitzfläche und Pflegebett eine Ebene bilden. Dann zieht man den Patienten mitsamt dem Laken herüber, wie eine Ware auf einem Fließband, klappt die Rückenlehne wieder hoch – und tschüss. Das geht so schnell, dass er meist gar nicht weiß, wie ihm geschieht. Auf diese Weise fällt die körpereigene Aktivierung ebenso weg wie das Erfolgserlebnis. So nehmen wir den Patienten aus purem Zeitmangel viele Tätigkeiten ab, zu denen sie eigentlich selbst in der Lage wären oder die sie zumindest aktiv unterstützen könnten. Schnell drüberwaschen, umbetten, abfertigen, wir haben ja noch zwei oder drei weitere Patienten zu versorgen. Für mich ist das ein ständiger Konflikt mit meiner Wertvorstellung. Denn wir sind hier im Krankenhaus und nicht in der Waschstraße.

Pflege, die so vonstattengeht, ist gefährliche Pflege! Nehmen wir als Beispiel mal die Lungenentzündung, eine der häufigsten Komplikationen, die während eines Klinikaufenthaltes auftreten können. Ganz besonders gefährdet sind dabei Patienten, die künstlich beatmet werden, aber auch alle anderen, die bettlägerig sind oder ein geschwächtes Immunsystem haben. Bei denen, die an ein Beatmungsgerät angeschlossen sind, sind die normalen Abwehrmechanismen im Bereich der Atemwege bereits durch den Beatmungsschlauch gestört, der entweder durch einen Tubus im Mund oder eine kleine Öffnung am Kehlkopf mit einer Trachealkanüle direkt in die Luftröhre eingeführt wird.

Das Risiko, an einer Lungenentzündung zu erkranken, lässt sich unter anderem durch eine regelmäßige und gründlich durchgeführte Mundpflege erheblich senken. Die Mundflora intubierter und schwerkranker Patienten unterscheidet sich nämlich deutlich von der gesunder Menschen. Durch den gestörten Speichelfluss bilden sich sehr schnell Bakterien, die dann durch kleinste Speicheltröpfchen in die Atemwege gelangen. Ausreichend durchgeführte Mundpflege bedeutet aber: mindestens morgens und abends Zähne putzen, alle zwei bis maximal vier Stunden den Mundraum mit antibakterieller Mundspülung auswischen sowie Sekret und Speichel regelmäßig absaugen. Dafür ist in den seltensten Fällen Zeit.

»In Untersuchungen zum Personalschlüssel und dem Auftreten nosokomialer Infektionen auf der Intensivstation ergab sich ein signifikanter Zusammenhang zwischen dem Verhältnis von Pflegeperson pro beatmetem Patienten und der Inzidenzdichte der Infektionen [...]«, schreibt das RKI in einer amtlichen Mitteilung von 2013.[1] Im Klartext: Je weniger Personal pro beatmungspflichtigem Patienten zur Verfügung steht, desto höher ist das Aufkommen von im Krankenhaus erworbenen Infektionen. Dazu kommt: Wenn bei Angehörigen der Eindruck entsteht, dass ihre Mutter, ihr Partner oder Sohn bei uns nicht gut versorgt werden, dann lassen wir sie mit einem richtig schlechten Gefühl zurück, das sie dann auch mit nach Hause nehmen.

EINE FOLGENREICHE ENTSCHEIDUNG

Die Klinik, in der ich am Jahresende 2014 fest auf der neurochirurgischen Intensivstation anfing, befand sich im Zentrum der Stadt, was bedeutete, dass mein Anfahrtsweg in der Rushhour anderthalb Stunden betrug. Anfangs maß ich dem keine große Bedeutung bei und nahm die Freizeiteinbußen in

Kauf, weil ich wirklich gerne dort arbeitete. Als problematisch entpuppte sich die lange Fahrtdauer allerdings nach dem Nachtdienst. Oft war ich nach der Schicht so müde und geschafft, dass ich auf dem Heimweg an einer roten Ampel einnickte und erst vom Hupen der anderen Autofahrer geweckt wurde. Allein nur meine Fahrspur zu halten fiel mir oft schwer.

Als mir das wieder einmal passiert war, erinnerte ich mich an einen Unfall, den ich während meiner Ausbildung bei der Polizei im Jahr 2005 hatte. Damals fuhr ich ebenfalls übermüdet von der Polizeischule nach Hause. Auf der Autobahn A10 fiel ich bei Wandlitz in einen Sekundenschlaf und donnerte in die Leitplanke. Eigentlich hatte ich nur kurz mit den Augen geblinzelt – doch im nächsten Augenblick knallte es schon. Zum Glück erfüllte die Leitplanke ihre Aufgabe und lenkte mich zurück auf die Fahrbahn. Und Gott sei Dank war auch kaum Verkehr. So war zwar die komplette linke Seite meines Fahrzeugs hinüber, ich aber körperlich unversehrt. Und mit einem Riesenschrecken davongekommen. Das hätte auch ganz anders ausgehen können. Dieses Erlebnis hat sich so tief in mein Gedächtnis eingebrannt, dass ich mir jetzt sagte: »So kannst du nicht weitermachen, das Schicksal willst du nicht noch mal herausfordern. Du musst was ändern.«

Deshalb wechselte ich dann schweren Herzens in eine andere Klinik, die näher an meinem Wohnort lag. Dort waren der Personalschlüssel und die Arbeitsbedingungen zu Beginn vollkommen in Ordnung. Das sollte sich im Laufe der Zeit jedoch ändern.

Anfangs war ich von der modernen Medizintechnik, den innovativen Behandlungsmethoden, der Erweiterung meines

Fachwissens und dem Zusammenhalt im Team begeistert. In der Regel hatte ich nur zwei Patienten zu betreuen, und auch unsere Dienstplanwünsche konnten oft berücksichtigt werden. Es wurde sehr viel Wert darauf gelegt, dass die Work-Life-Balance der Mitarbeiter ausgeglichen war. Nur ab und zu hatte ich drei Patienten zu betreuen, weil ein Kollege ausgefallen war. Doch was als Ausnahme begann, wurde allmählich zum Alltag. Zunächst habe ich das kaum wahrgenommen, es war ein schleichender Prozess, bei dem sich Stück für Stück die Arbeitsbelastung intensivierte: Aus zwei Patienten pro Schicht wurden drei, hier kam eine Aufgabe hinzu, dort ein weiterer Dienst. Im Nachhinein betrachtet war es, als würde ich eine Schubkarre schieben, in die immer mehr Steine geworfen werden. Ich habe gar nicht gemerkt, wie die Last langsam immer größer wurde. Irgendwann fühlte ich mich sogar schlecht, wenn ich nur zwei Patienten zu betreuen hatte – auch bedingt durch Sprüche von Kollegen, wie:»Was beschwerst du dich denn? Du hast es doch gut!« Aus heutiger Sicht hatten sie recht: Mittlerweile ist die Eins-zu-zwei-Betreuung die absolute Ausnahme.

Doch völlig unabhängig davon, für wie viele Patienten ich zuständig war: Der Wechsel zwischen Tag- und Nachtdiensten schlauchte gewaltig. Nach einem Nachtdienstblock gab es zwar immer einen freien Tag, einen sogenannten»Ausschlaftag«, an dem man sich erholen sollte. Wirklich durchschlafen konnte ich im Grunde aber so gut wie nie. Allein der Postbote hatte es sich anscheinend zur Lebensaufgabe gemacht, mich in den Wahnsinn zu treiben. Handwerkertermine mussten wahrgenommen werden, das Telefon klingelte oder die Hunde wollten raus. Irgendetwas war immer. Ganz abgesehen vom ruinierten Biorhythmus, der mir das Gefühl gab, ständig im Jetlag festzustecken.

Der Job verlangt einem Tag für Tag einfach alles ab. Körperlich, aber auch psychisch: Stresssituationen sind bei der Arbeit im Krankenhaus gang und gäbe. Nehmen wir mal den Fall, dass ein Patient keine Luft mehr bekommt und intubiert werden muss. So etwas kommt bei uns fast täglich vor. Für eine Intubation müssen Medikamente vorbereitet und verabreicht, Intubationsmaterialien bereitgelegt und das Beatmungsgerät eingestellt werden. Auch wenn das relativ schnell geht, fällt in dieser Zeit die Sauerstoffsättigung des Patienten am Überwachungsmonitor von 100 auf 95, auf 60, auf 40 – und du weißt, wenn die Anzeige bei null angekommen ist, dann ist es aus. Das setzt dich automatisch unter Strom. Zusätzlich hat man die ganze Zeit das Alarmsignal im Ohr, das immer lauter wird, je weiter die Sauerstoffsättigung absinkt. Wenn man in so einer Situation mit Kollegen zusammenarbeitet, die hektisch werden, darf man sich nicht davon anstecken lassen. Ich versuche dann immer ganz bewusst, Ruhe zu bewahren, auch wenn ich innerlich nervös bin, schwitze und Herzrasen habe. Äußerlich lasse ich mir nach Möglichkeit nichts anmerken und konzentriere mich auf das, was ich kann.

Wenn Patienten entlassen werden, erfahren wir leider nur selten, was aus ihnen geworden ist. 2016 betreute ich ein 15-jähriges Mädchen, das ins künstliche Koma versetzt worden war. Sie hatte einen Abszess an den Mandeln, der eine gefährliche Sepsis, umgangssprachlich auch Blutvergiftung genannt, ausgelöst hatte. Das passiert, wenn Krankheitserreger wie Bakterien, Viren oder Pilze in die Blutbahn gelangen und den ganzen Körper in Mitleidenschaft ziehen. Eine lebensbedrohliche Lage, die für viele Patienten tödlich endet. Auch bei dem Mädchen war der Ausgang ungewiss. Nachdem sich ihr wochenlang hoch instabiler Zustand langsam stabilisiert hatte, kam der Tag, an dem sie ihre Augen öffnete. Noch lag eine Menge Arbeit vor uns. Ich war bei ihr, als der Beatmungsschlauch entfernt wurde, setzte sie zum ersten Mal an die Bettkante und ging mit ihr gemeinsam die ersten Schritte. In so einer langen Zeit baut man eine Bindung zu seinen Patienten auf. In diesem Fall war sie besonders stark, weil die Mutter des Mädchens jeden Tag da gewesen war und bei der Körperpflege und beim Lagern immer mit angepackt und mir viel von ihr erzählt hatte. Jeder ihrer Erfolge war auch mein Erfolg. Ich war stolz auf uns. Irgendwann war sie so weit genesen, dass sie die Intensivstation verlassen konnte. Ich ahnte zu diesem Zeitpunkt nicht, dass wir uns eines Tages wiedersehen sollten.

Damals arbeitete ich Vollzeit, einhundertsechzig Stunden im Monat. Hinzu kamen Überstunden von Schichten, bei denen ich einspringen musste. Diese permanente Überbelastung machte sich auch privat bemerkbar; meine Nerven lagen blank und ich war von allem und jedem genervt. Immer öfter stritt ich mich mit meiner Freundin. Und bekam schließlich auch die körperlichen Auswirkungen zu spüren. Während eines Nachtdienstes hatte ich plötzlich ein komisches Gefühl in der Brust. Es fühlte sich an wie Prüfungsangst, aber so richtig zuordnen konnte ich es nicht. In einer freien Minute sprach ich mit Tim, meinem Stationsarzt, der veranlasste, dass ein EKG gemacht wurde. Nachdem er einen Blick darauf geworfen hatte, sagte er: »Geh mal bitte in die Rettungsstelle.«

43

»Hä, warum denn das?«, fragte ich.

»Geh mal bitte in die Rettungsstelle, die wissen schon Bescheid.«

Dort angekommen, machte eine Kardiologin noch ein weiteres EKG sowie einen Herzultraschall. Das Ergebnis haute mich fast um: Ich hatte einen Blutdruck von mehr als 200 und einen Puls, der auf 160 hochging. Der anfängliche Verdacht der Ärzte, ich hätte Steroide konsumiert und daher ein unnatürlich vergrößertes Sportlerherz, war schnell ausgeräumt. Nach mehreren Blutuntersuchungen, einem Langzeit-EKG und Belastungstests stand fest, dass mein Herz aus dem Takt geraten war. Pro Tag hatte ich rund siebentausend Extrasystolen, also siebentausend Herzschläge, die nicht dorthin gehörten. Kurzum, ich hatte Herzrhythmusstörungen. »Das ist der Stress«, sagte mir später mein behandelnder Kardiologe. »Sie müssen etwas ändern. Sonst haben Sie mit vierzig einen Herzinfarkt.« Ich war zu diesem Zeitpunkt sechsunddreißig Jahre alt.

Lange habe ich mit mir gerungen, was ich machen soll. Eventuell doch zu einer Leiharbeitsfirma wechseln? Schon vor einiger Zeit hatte ich von diesem Arbeitsmodell gehört. Die Unterschiede zu einer Festanstellung waren enorm: Zum Beispiel arbeitete man nicht mehr in einer ganz bestimmten Klinik mit einem festen Team, sondern mal in diesem Krankenhaus, mal in jenem. Und man konnte seine Dienstpläne selbst zusammenstellen. Alles in allem schienen die Vorteile die Nachteile zu überwiegen. Ich überlegte: Ich nahm zu der Zeit blutdrucksenkende Tabletten und sollte laut Arzt etwas kürzertreten. Meine Vollzeitstelle ließ das aber gar nicht zu. Zudem war die Klinik, in der ich arbeitete, ein Haus der

Maximalversorgung. Jeder komplizierte Verkehrsunfall, so gut wie jeder Herzinfarkt, schwere Stichwunden – alles und jeder kam zu uns. Das bedeutete, dass ruhige Dienste eher ausgeschlossen waren. Ich hatte mit meiner Freundin Anne am Stadtrand gerade ein kleines Haus gebaut, die Raten mussten bezahlt werden – auf Teilzeit zu reduzieren kam also finanziell nicht in Frage.

Den entscheidenden Ausschlag für meinen Entschluss gaben dann zwei Frühdienste, in denen ich zum ersten Mal vier Patienten zu betreuen hatte. Am ersten Tag hieß es noch: »Tut uns leid, Ricardo, es geht heute nicht anders. Morgen sieht die Welt schon wieder anders aus.« Pustekuchen. Der nächste Tag war sogar noch schlimmer. Danach hatte ich endgültig die Schnauze voll. Seit Monaten immer wieder einspringen, Diskussionen über den Dienstplan und permanentes Schuften über die Belastungsgrenze hinaus. Dazu die Sprüche von Vorgesetzten, wie: »Du bist doch noch jung, hab dich nicht so« oder gar: »Das, was ihr als Pflegekräfte macht, kann man jedem dressierten Affen beibringen. Seid froh, dass ihr hier arbeiten dürft.«

Noch bevor ich nach Dienstende in mein Auto stieg, rief ich meine heutige Leiharbeitsfirma an und bekam sofort für den nächsten Tag einen Gesprächstermin. Mit dabei waren mein Kumpel Marc, für den die Entscheidung schon früher feststand, und ein weiterer Kollege, der sich das Ganze ebenfalls anhören wollte. Wir wurden sehr freundlich empfangen und erhielten auf all unsere Fragen eine Antwort. Was uns dort versprochen wurde, klang zwar super, aber ich blieb skeptisch:

»Was ist denn der Haken?«

»Der Haken ist, dass ihr flexibel sein müsst.«

Für viele ist die Leiharbeit negativ behaftet, doch die Pflege-branche ist eine der wenigen, vielleicht sogar die einzige, bei der die Mitarbeiter nicht ausgebeutet werden, sondern eher profitieren. Das ist dem enormen Fachkräftemangel geschuldet. Die Zeitarbeit hat sich mittlerweile regelrecht zu einer Art stillen Protests der Pflege entwickelt. Viele Pflegekräfte sehen diese Form als letzten Ausweg und wechseln in die Arbeitnehmerüberlassung, bevor sie den Job endgültig an den Nagel hängen. Andere, zum Beispiel alleinerziehende Elternteile, diejenigen, die endlich einen Studienplatz bekommen haben, sowie Menschen, die sich um pflegebedürftige Angehörige kümmern müssen, nutzen dieses Arbeitsmodell zum Überbrücken bestimmter Lebensabschnitte. Einige aus unserer Branche nehmen auch die Gelegenheit wahr, auf diese Art unterschiedliche Kliniken und Stationen kennenzulernen. Und auch als Zusatzverdienst in Form eines Minijobs wird diese Möglichkeit gerne genutzt.

Für mich persönlich ist einer der größten Vorteile, den die Leiharbeit gegenüber einer Festanstellung bietet, die Gestaltung des eigenen Dienst- und Urlaubsplans. Ich arbeite weiterhin in allen Schichten, kann diese aber so legen, dass es keine kurzen Wechsel von Spät- auf Frühdienst gibt. Ich kann, obwohl ich keine Kinder habe, auch mal Urlaub in den Sommerferien nehmen oder Heiligabend zu Hause verbringen. Das ist in einem festen Team nicht üblich. Was meiner Gesundheit und meiner Familie aber am meisten zugutekam, war die Chance, die Wochenarbeitsstunden zu reduzieren, ohne dabei allzu große finanzielle Einbußen in Kauf nehmen zu müssen.

Natürlich gibt es auch Schattenseiten. Ich erlebe es nicht

selten, dass ich auf einer Station eingesetzt bin, auf der Kollegen des Stammpersonals unfreundlich auf meine Anwesenheit reagieren. Oft wird mir der Vorwurf gemacht, ich würde für die gleiche Arbeit mehr Geld bekommen und mir im Dienstplan nur die Rosinen herauspicken. Ganz so simpel ist es aber nicht. Den erhöhten Stundenlohn zum Beispiel bekomme ich nicht für die gleiche Tätigkeit, sondern für die größere Flexibilität, die ich biete. Häufig erfahre ich meinen Einsatzort erst kurz vor knapp. Ich muss mich immer wieder auf neue Teams, andere räumliche Gegebenheiten und unterschiedliche klinikinterne Abläufe einstellen. Ich muss mich daher in den verschiedensten Fachrichtungen auskennen. Heute bin ich vielleicht auf einer kardiologischen Intensivstation eingesetzt und morgen schon auf einer neurochirurgischen. Zwei Fachrichtungen, zwei unterschiedliche Schwerpunkte. Auch wenn das für viele ein Nachteil zu sein scheint, habe ich mir dadurch über die Jahre hinweg einen Vorteil erarbeitet. Heute kann ich alle nur denkbaren medizinischen Gerätschaften bedienen und lerne fast immer noch täglich neue Behandlungsmethoden hinzu. Bewährte Verfahren konnte ich so auch schon an Mitarbeiter in anderen Kliniken weitergeben.

Der Dienstplan, den ich meiner Firma einen Monat im Voraus übermitteln muss, ist meine einzige Konstante. In der Zeitarbeit gibt es ebenso wie in der Klinik Mitarbeiter, die nicht alle Schichten machen wollen oder können, wie zum Beispiel Alleinerziehende, für die ein Nachtdienst nicht infrage kommt. Die Krankenhäuser melden meiner Firma Dienste, die sie nicht selbst besetzen können. Die prüft dann, welcher ihrer Mitarbeiter die Kollegen vor Ort in der Klinik unterstützen kann. Insofern müsste es Kliniken eigentlich sehr entgegenkommen, auf diese Weise ganz nach Bedarf, also auch sehr kurzfristig, entstandene Lücken beim Pflegepersonal füllen zu können. Dass dennoch immer wieder aufs Neue versucht wird, die Zeitarbeit zu verbieten oder einzudämmen, hat in erster Linie damit zu tun, dass wir teurer sind als unsere fest angestellten Kolleginnen und Kollegen. Daher sollte es den Kliniken durch finanzielle Unterstützung erleichtert werden, auf diese Personalreserve zurückzugreifen. Sinnvoll wäre auch, die festgeschriebene Höchstüberlassungsdauer von maximal achtzehn Monaten in der Pflege zu streichen und zeitlich unbegrenzten Einsatz zu ermöglichen. Dann nämlich stünde der Klinik dauerhaft ein Leasingmitarbeiter zur Verfügung, der mit den stationsinternen Abläufen vertraut ist, und sie müsste für die dreimonatige Sperrfrist nicht auf einen anderen Mitarbeiter zurückgreifen.

Ich jedenfalls habe den Wechsel von der Festanstellung zur Leiharbeit nie bereut. Endlich machte mir die Arbeit wieder Spaß und ich war hoch motiviert. Noch während der Probezeit wurde ich Teamleiter für die Intensivpflege und bin seitdem als Bindeglied zwischen Büro und Pflegekräften vor Ort aktiv. In dieser Funktion vertrat ich 2018 meine Firma auf einer Jobmesse für Gesundheitsberufe, wo ich mit vielen interessierten Fachkräften über die Vor- und Nachteile der Leiharbeit sprach. Plötzlich kam eine junge Frau auf mich zu. »Hey, Ricardo!«, rief sie schon von Weitem und nahm mich fest in den Arm. Ich wusste gar nicht, wie mir geschah, und schaute sie wohl recht fragend an. Da half sie mir auf die Sprünge, und auf einmal machte es klick! Sie war die Fünfzehnjährige mit der Blutvergiftung, die ich so lange gepflegt hatte. Dass ich sie nicht gleich erkannte, lag daran, dass sie so anders aussah, als ich sie in Erinnerung hatte. Schwerkranke Intensivpatienten sind häufig total abgemagert oder aufgedunsen. Das fällt mir besonders dann auf, wenn auf ihrem Nachttisch Familienfotos stehen und ich den Patienten nicht zuordnen kann. Sie bedankte sich für alles und erzählte mir, dass sie nun auch Krankenschwester werden wolle. Meine Art, mit ihr umzugehen, habe sie dazu inspiriert, auch einen Pflegeberuf zu ergreifen.

Damit hatte ich nicht gerechnet. Ich war völlig überrascht, aber auch ein bisschen stolz. In solchen Momenten weiß ich wieder, warum ich meinen Beruf trotz allem liebe.

3
DIE EINSCHLÄGE KOMMEN NÄHER

Onkel Bernd war ein harter Knochen. Und kein großer Freund von Medizinern. Ich kann mich nur an ein einziges Mal erinnern, als er sich von meinem Vater zum Arzt schleifen ließ. Er hatte sich beim Autoreparieren einen Metallsplitter im rechten Auge eingefangen. Alleine wäre er sicher nicht hingegangen. Und auch von seinem Ende hatte er ganz klare Vorstellungen: »Wenn ich mal was habe«, sagte er immer, »dann geh ich in den Wald und nehme mir 'nen Strick.«

Zuvor aber sollte es seine Tochter treffen. Bei meiner Cousine Melli war bereits zum zweiten Mal ein Hirnaneurysma, eine gefährliche Gefäßaussackung, festgestellt und entfernt worden. Die Operation, die einige Jahre zuvor durchgeführt worden war, hatte sie gut überstanden, doch diesmal war es zu Komplikationen gekommen und meine Cousine lag im künstlichen Koma.

Ich fuhr zusammen mit meiner Mutter ins Krankenhaus, um nach ihr zu sehen und mit den zuständigen Ärzten zu sprechen. Das war von Anfang an so vereinbart worden: Ich sollte aufgrund meines beruflichen Hintergrunds die Verbindungsperson zwischen Familie und Klinik sein. Dort erfuhr ich nun, dass meine Cousine wieder aufwachen, aber vermutlich nichts mehr so sein würde wie vorher. Eine teilweise Lähmung oder Probleme beim Sprechen seien nicht ausgeschlossen, ganz genau wollte und konnte das zu diesem Zeitpunkt aber keiner der Ärzte sagen. Als ich später mit meiner Tante am Telefon darüber sprach, sagte sie: »Hauptsache, Melli kommt wieder zu uns nach Hause. Den Rest schaffen wir schon irgendwie.«

Der Schock kam am nächsten Tag, als meine Mutter mich anrief. Sie klang niedergeschlagen: »Ich habe gerade mit Bernd gesprochen. Das mit Melli sieht nicht gut aus, sie wollen die Geräte abschalten.« Ich war erschüttert und konnte es gar nicht glauben. Sofort rief ich auf ihrer Station an. Dort sagte mir der Arzt, dass es in der vergangenen Nacht zu einer Nachblutung gekommen und das Gehirn durch den zu hohen Druck irreparabel geschädigt sei.

Meine Tante und mein Onkel waren zu einem Gespräch in die Klinik gebeten worden und wussten, dass sie sich noch am selben Tag von ihrem Kind verabschieden mussten. Für mich war klar, dass ich sie in dieser Situation nicht alleine lassen würde. Am Krankenhaus angekommen, wartete bereits der Rest der Familie auf mich. Meine Tante Doris zitterte am ganzen Körper und auch Bernd sah elend aus. »Ich schaffe das nicht!«, wiederholte er immer wieder. Wir nahmen ihn in unsere Mitte und machten uns auf den Weg zur Station. Dort angelangt, drückte mein Cousin die Besucherklingel, um uns anzumelden. Eine Schwester mit streng nach hinten gebundenem blonden Zopf öffnete die Tür und blaffte uns an: »Normalerweise ruft man vorher an, bevor man vorbeikommt! Na ja, nun ist es, wie es ist.« Wütend biss ich die Zähne zusammen, schluckte meinen Kommentar hinunter und wartete, bis alle im Warteraum Platz genommen hatten. Dann lief ich der Schwester hinterher. »Fanden Sie Ihr Verhalten von gerade eben angemessen? Erstens haben wir für heute einen Termin, und zweitens sitzen dort hinten Eltern, deren Kind im Sterben liegt.« Damit ließ ich sie stehen.

Melanie dort so zu sehen, fiel mir unglaublich schwer. In dem Bett lag schließlich nicht irgendein Patient, sondern meine Cousine, mit der ich groß geworden war. Kaum älter als ich. Ihr Gesicht war angeschwollen und der Kopf kahlrasiert. Man hatte einen Teil der Schädeldecke entfernt, um den Hirndruck zu verringern. Die Diagnose war niederschmetternd: Hirntod.

Mein Onkel wollte es nicht wahrhaben: »Aber sie weint doch«, sagte er.

Tatsächlich lief ihr eine Träne über die Wange. Und auch sonst wirkte sie wie lebendig. Ihre Haut fühlte sich warm an und war rosig. Der Brustkorb hob und senkte sich. Was lebendig aussah, war jedoch das Resultat der künstlichen Beatmung und der kreislaufunterstützenden Medikamente. Ich erklärte ihm, dass es kein bewusstes Weinen vor Schmerzen oder aus Trauer sei, sondern lediglich ein Reflex, der bei Hirntoten des Öfteren zu beobachten ist.

Nach dem Gespräch mit der Ärztin saßen wir als Familie noch lange gemeinsam an Melanies Bett. Es herrschte absolute Stille im Raum, jeder war mit seinen Gedanken beschäftigt. Mein Onkel hielt ihre Hand und versicherte ihr, dass sie sich wiedersehen würden. Seiner Tochter beim Sterben zuzusehen, brachte er jedoch ebenso wenig übers Herz wie meine Tante. Daher versprach ich ihnen, bis zum Schluss bei ihr zu bleiben, und mich zu melden, sobald sie es geschafft hatte.

Unzählige Male zuvor habe ich ähnliche Schicksale miterlebt. Es gibt Angehörige, die ihrer Trauer freien Lauf lassen und weinend auf dem Flur zusammenbrechen. Andere lassen sich nichts anmerken und machen ihren Schmerz allein mit sich selbst aus. Diesmal war ich einer von ihnen, ein Angehöriger, gleichzeitig aber auch eine geschulte Fachkraft, und dennoch wusste ich nicht genau, wie ich damit nun umgehen sollte. Zum einen hatte ich ständig ihre Vitalwerte im Blick, um einschätzen zu können, wie lange sich der Sterbeprozess noch hinziehen würde. Zum andern sah ich vor mir meine Cousine liegen, deren Leben gerade ganz langsam zu Ende ging. Wenige Stunden später schlief sie friedlich ein.

Mein Onkel machte sich noch lange schwere Vorwürfe, dass er ihr diese zweite Operation nicht ausgeredet hatte. »Sie hätte sich nie operieren lassen sollen.« Bei diesen Worten musste ich an einen meiner Stationsärzte denken, der immer dann, wenn eine solche Entscheidung anstand, zu seinen Patienten sagte: »Wenn Sie sich operieren lassen, *kann* etwas passieren. Wenn Sie sich nicht operieren lassen, *wird* etwas passieren.« Fakt ist: Die Operation war Mellis einzige Chance. Aber leider hat das Schicksal sich gegen sie entschieden.

ZÄHES RINGEN

Ich erfuhr es wieder von meiner Mutter. Diesmal weinte sie am Telefon. »Onkel Bernd ist im Krankenhaus, er hat Krebs.« Als ich ihn dort sah, fehlten mir die Worte. Mein Onkel, dieser sportliche, drahtige Typ, der immer zu Scherzen aufgelegt war, lag abgemagert und wie ein Häufchen Elend im Bett. »Du bist jetzt erst ins Krankenhaus gegangen?«, fragte ich ihn fassungslos. Tatsächlich hatte er wochenlang zu Hause auf der Couch verbracht, sich kaum noch gerührt und bereits wundgelegen.

Die Computertomografie ergab, dass der Krebs schon in sämtliche Organe und Knochen gestreut hatte. Selbst die Ärztin konnte es kaum glauben: »Ist das wirklich die Erstdiagnose?« Wir redeten offen. Sie sagte mir, dass mein Onkel nicht mehr lange zu leben hätte. Die Ärzte gaben ihm noch ein paar Tage, allerhöchstens ein paar Wochen.

Bernd wollte auch von mir wissen, wie es um ihn stand. Ich sagte ihm, dass er sterben wird. Meinem eigenen Onkel diese Nachricht übermitteln zu müssen, war echt hart, aber ich war ihm eine ehrliche Antwort schuldig. Ich kämpfte mit den Tränen, wollte es mir in seinem Beisein aber nicht anmerken lassen. Was er jetzt brauchte, war jemand, der ihm Halt gab. Noch nie hatte ich ihn so verzweifelt gesehen.

Was ich schon sehr häufig bei meinen Patienten im Krankenhaus erlebt hatte, zeigte sich auch bei ihm: Sobald es spürbar auf das Ende zugeht, hängen doch die meisten am Leben. Auch die, die – wie mein Onkel – in gesunden Tagen

55

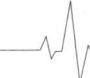

angekündigt hatten, im Zweifelsfall selber schnell »Schluss zu machen«. Obwohl ihm klar war, dass er sterben würde, hoffte er bis zuletzt noch auf ein Wunder: Fest an seine Brust gepresst hielt er die ganze Zeit einen Talisman, den er von seiner Schwiegertochter geschenkt bekommen hatte.

Einen Platz im Hospiz lehnte er ab. Bernd wollte daheim sterben. In dem Haus, das er vom Keller bis zum Dach mit seinen eigenen Händen gebaut hatte. Zuvor aber musste er sich noch einer Prostatabiopsie unterziehen. Bei diesem Eingriff wird dem Patienten eine Sonde rektal eingeführt und dann mit einer Hohlnadel mehrfach in die Prostata gestanzt. Das ist so unangenehm, wie es sich anhört. Ich war stinksauer. Was sollte das jetzt noch? Der einzige Nutznießer dieses Eingriffs war die Klinik, die ihn abrechnen konnte.

Dass medizinische Entscheidungen nicht immer zum Wohle des Patienten getroffen werden, erlebe ich seit vielen Jahren. Häufig stehen die Kliniken unter finanziellem Druck, unter anderem ausgelöst durch das Prinzip der DRG-Fallpauschalen. Sie beruhen auf einem Abrechnungssystem, das anhand von medizinischen Daten (u. a. der Diagnose) den voraussichtlichen Aufwand der Behandlung eines Patienten hochrechnet und ihn dann einer bestimmten »Fallgruppe« zuordnet (DRG steht für *Diagnosis Related Groups*). So kommt es vor, dass Patienten ein bis zwei Tage länger künstlich beatmet werden als notwendig. Und das nur, um – vereinfacht gesagt – die nächste Abrechnungsstufe zu erreichen. Von überflüssigen Operationen ganz zu schweigen. Mein neurochirurgischer Oberarzt hatte dazu den passenden Spruch auf Lager: »Jede Bandscheibenoperation ist notwendig. Nur die allererste nicht.« Der Bandscheibenvorfall ist geradezu ein Paradebeispiel dafür, dass in Deutschland häufig viel zu schnell zum Skalpell gegriffen wird. In den meisten Fällen lassen sich die Beschwerden sehr gut konservativ behandeln. Bei meinem Onkel war der Eingriff meiner Meinung nach ebenfalls völlig überflüssig. Ich finde es grausam, Hoffnung zu wecken, wenn es keine mehr gibt. Bernd klammerte sich jetzt an den Gedanken, dass man ihm vielleicht doch noch helfen könne. »Wozu sonst diese Untersuchung?«, fragte er mich.

Am Telefon verlangte ich von der zuständigen Ärztin eine Erklärung. Warum hatte man ihm diese Biopsie noch zugemutet? »Wir mussten die Diagnose noch absichern«, antwortete sie knapp.

»Damit ich Sie richtig verstehe: Sie teilen meinem Onkel und dem Rest der Familie mit, dass sein Krebs laut Computertomografie den ganzen Körper befallen hat und er sterben muss. Und einen Tag später brauchen Sie dann eine Biopsie, um diese längst klare Diagnose abzusichern?«, fragte ich sie. Doch darauf bekam ich keine Antwort mehr. Ein Arzt mit nur einem Funken Menschlichkeit hätte meinem Onkel von diesem Eingriff abgeraten. Aber offenbar wollte man eine zusätzliche Abrechnungsmöglichkeit nicht ungenutzt verstreichen lassen.

Bernd wurde schließlich mit zwei Nephrostomata – einem künstlichen Nierenausgang, bei dem der Urin in einen Beutel abgeleitet wird – nach Hause entlassen. Täglich kam ein Palliativpflegedienst vorbei, um die Verbände zu wechseln, ihn zu waschen, umzulagern oder ihm Morphium zu verabreichen, wenn er Schmerzen hatte. Tage und Wochen vergingen, bis er mich irgendwann anrief und fragte, ob ich mir das Ganze mal ansehen könne. Auf den Verbänden ist meistens vermerkt, wann sie zuletzt gewechselt wurden. Doch als ich das Datum überprüfte, konnte ich es kaum fassen. Zu der Zeit hatte er noch im Krankenhaus gelegen, die Verbände, die grundsätzlich spätestens alle drei Tage erneuert werden müssen, waren also mehrere Wochen alt. Dennoch waren die nicht erfolgten Verbandswechsel vom Pflegedienst als durchgeführt dokumentiert und auch abgerechnet worden. Solche Betrügereien sind leider keine Seltenheit – und aufgrund der fehlenden Transparenz und Kontrolle viel zu leicht zu bewerkstelligen.[1] Das gesamte Material lag griffbereit. Ich habe den Verband sofort gewechselt.

Ausgerechnet in dieser schweren Phase hatte ich selbst einen Unfall: Eines Abends im Oktober, meine Freundin Anne und ich waren gerade vom Sport nach Hause gekommen, fiel mir auf, dass die Lampe am Hauseingang nicht mehr leuchtete. Ungeduldig, wie ich bin, musste ich das natürlich sofort noch im Dunkeln erledigen. Ich kletterte auf eine Leiter, um die Birne zu wechseln.

»Mach das doch morgen in Ruhe«, sagte Anne, die neben mir stand, noch. Kaum ausgesprochen, kippte ich mitsamt der Leiter nach vorne und schlug mit voller Wucht auf dem Betonboden auf. Mein linker Fuß blieb dabei zwischen den Sprossen hängen. Ein höllischer Schmerz schoss durch meine Wade. Mir wurde schwarz vor Augen und ich brauchte einen Moment, um mich zu sammeln. Als ich wieder klar denken konnte, setzte ich mich auf und zog mir zuallererst den Schuh aus. Beim Abtasten meines Unterschenkels war mir sofort klar: Ich muss ins Krankenhaus. Dort bestätigte ein Arzt in der Rettungsstelle meinen Verdacht – kompletter Abriss der Achillessehne.

Die anschließende Operation, bei der die Sehne wieder zusammengenäht wurde, verlief gut. Aufgrund einer Zusatzversicherung, die mein Arbeitgeber direkt bei meiner Einstellung für mich abgeschlossen hatte, hatte ich in diesem Krankenhaus den Status eines Privatpatienten. Doch abgesehen vom Zweibettzimmer sowie einer deutlich besseren Auswahl und Qualität des Essens verlief der Aufenthalt anders, als ich ihn mir vorgestellt hatte.

Zum ersten Mal erlebte ich aus Patientensicht, was Personalmangel auch mit diesem Versicherungsstatus bedeutet: Nach der Operation war ich so gut wie auf mich alleine gestellt. Trotz Schmerzen musste ich öfters längere Zeit auf mein Schmerzmittel warten, Anne leerte meine »Ente«, eine Mobilisation durch die Physiotherapie gab es kaum. In meinem Entlassungsbrief stand: »Der Patient wird mit reizloser OP-Wunde entlassen.« Der Arzt hatte vermutlich einen Röntgenblick, denn den ersten Verbandswechsel nahm Anne bei uns zu Hause vor.

Die darauffolgenden Wochen war ich buchstäblich an meine Krücken und die Couch gefesselt. Auch nur den simplen Alltag zu bewältigen, war schlicht unmöglich. Selbst einfachste Dinge wie mit den Hunden Gassi gehen, sich ohne Hilfe duschen oder die Cornflakes-Schüssel zum Tisch tragen, waren nicht drin.

Monatelang war ich außer Gefecht gesetzt. Meinen Onkel Bernd habe ich in dieser Zeit noch ein letztes Mal gesehen. Wir saßen gemeinsam mit meinen Eltern in seinem Garten und ich musste an die vielen glücklichen Momente denken, die ich mit ihm als kleiner Junge hier erlebt hatte. An diesem Tag erzählte er mir von seinen Ängsten. Die Ungewissheit, ob er beim Sterben Schmerzen oder Luftnot haben würde, machte ihm zu schaffen. Seine größte Sorge aber war, dass er nach seinem Tod vergessen werden würde. Sein letzter Wunsch, noch einmal mit der gesamten Familie gemeinsam das Weihnachtsfest zu feiern, ging leider nicht mehr in Erfüllung. Im November 2019 ging Onkel Bernd, knapp ein Jahr, nachdem seine Tochter gestorben war, von uns. Er wurde sechsundsechzig Jahre alt.

Am Tag seiner Beerdigung war zum ersten Mal seit Jahren die komplette Familie versammelt, um seiner zu gedenken und sich von ihm zu verabschieden. Im Nachhinein war es aber nicht nur wegen des Abschieds ein düsterer Moment. Er brachte auch die bittere Erkenntnis, dass es viel zu oft schwere Schicksalsschläge braucht, um wieder zusammenzufinden. Bevor wir alle wieder nach Hause fuhren, versprachen wir uns daher, uns in Zukunft öfter zu sehen. Dass es trotz guter Vorsätze bei einem Versprechen blieb, macht mich traurig, weil ich jeden Tag erfahre, wie schnell das Leben vorbei sein kann.

Wenn ich davon erzähle, muss ich an einen bestimmten Patienten denken, noch keine achtzehn Jahre alt. Nennen wir ihn Martin. Er hatte sich mit seinem Vater gestritten und war abends heimlich aus dem Haus geschlichen, um mit einem Kumpel feiern zu gehen. In den frühen Morgenstunden kamen sie mit dem Fahrzeug von der Landstraße ab und fuhren ungebremst gegen einen Baum. Martin, der nicht angeschnallt war, schoss durch die Windschutzscheibe. Die Rettungssanitäter fanden ihn mehrere Meter vom Unfallort entfernt bewusstlos auf und intubierten ihn sofort, doch die Ärzte in unserer Klinik konnten nur noch seinen Hirntod feststellen. Sein Kumpel, der alkoholisiert am Steuer gesessen hatte, blieb nahezu unverletzt.

Ich werde nie vergessen, wie Martins Vater weinend am Bett seines Sohnes zusammenbrach. Er wird sich vermutlich nie verzeihen können, dass sie im Streit auseinandergegangen waren und er ihm nicht mehr sagen konnte, wie sehr er ihn liebte.

NICHTS MEHR, WIE ES WAR

Nach diesem »Scheißjahr« musste ich erst einmal meinen Achillessehnenabriss auskurieren, bevor ich wieder arbeiten gehen konnte. In dieser Zeit war in den Medien immer häufiger von einem Virus die Rede, das im Winter 2019 in China aufgetaucht war. Ich machte mir anfangs keine großen Sorgen, da ich den Umgang mit Infektionskrankheiten wie zum Beispiel Tuberkulose oder Meningitis gewöhnt bin. Auch von multiresistenten Keimen, die in den vergangenen Jahren zunehmend zum Problem geworden sind, kann ich ein Lied singen. Sie entstehen nicht zuletzt durch unsachgemäßen Gebrauch von Antibiotika, das bedeutet: zu häufig, zu kurz oder zu niedrig dosiert angewendet. Für gesunde Menschen stellen diese Krankheitserreger in der Regel keine Gefahr dar, doch sie können sie in sich tragen und weiterverbreiten. Besonders in Pflegeeinrichtungen und Kliniken sind diese Superkeime in großer Dichte vorhanden und bedeuten für Immungeschwächte, frisch Operierte oder Patienten mit chronischen Wunden ein hohes Risiko. So kommt es zum Beispiel relativ häufig vor, dass die künstliche Hüfte, die ein Patient erhalten hat, wegen einer Infektion wieder entfernt werden muss. Eine Antibiotikatherapie ist in solchen Fällen aufgrund der Resistenzen dieser Bakterien schwierig.

Jeder Patient, der bei uns neu auf die Intensivstation kommt, wird auf solche Krankheitserreger getestet. Doch bis das Ergebnis endgültig vorliegt, arbeiten alle Pflegekräfte, Therapeuten und Ärzte ungeschützt am Bett. Das ist ein großes Problem, denn in dieser Zeit können sich die multiresistenten Keime ungehindert verbreiten. In den Niederlanden geht man da ganz anders vor, doch dazu später mehr. Stellt sich hierzulande nach ein bis zwei Tagen heraus, dass der Patient infiziert ist, wird er umgehend isoliert. Bis vor einigen Jahren wurde solch ein Isolationszimmer – je nach Art des Keims – nur von einer einzigen Pflegekraft betreut, die dann auch keinen weiteren Kontakt mit anderen Patienten der Station hatte, um eine Ausbreitung der gefährlichen Erreger zu verhindern. Diese Zeiten sind jedoch vorbei.

Relativ unbefangen ging ich also im März 2020 nach einigen Monaten Pause wieder zur Arbeit. Mein erster Einsatz war gleich auf einer Covid-19-Intensivstation. Dort angekommen, fiel mir sofort auf, dass alle meine Kolleginnen und Kollegen in voller Schutzmontur unterwegs waren. Kein Patientenzimmer durfte ohne diese Schutzausrüstung betreten werden. Da dämmerte mir allmählich, dass wohl doch mehr auf uns alle zukommen würde, als ich anfangs gedacht hatte.

In den nächsten Tagen und Wochen war ich auf der Intensivstation einer anderen Klinik eingesetzt. Auch hier lagen bereits die ersten Patienten, die sich mit dem neuen Virus infiziert hatten. Um den infektiösen Corona-Bereich von allen anderen Räumlichkeiten abzuschotten, musste von einem Tag auf den anderen die ganze Station umgebaut werden. Aus Holzrahmen und undurchsichtiger Folie wurden provisorische Wände errichtet, alte Beatmungsgeräte gegen neue, modernere ausgetauscht. Es sah aus wie in einem Lazarett. Ich fragte mich, wie das alles so schnell organisiert werden konnte, und mir wurde endgültig klar, dass diese Krankheit nichts Alltägliches war. Wir Pflegekräfte schrieben uns sofort freiwillig in Notfalllisten ein, damit wir benachrichtigt werden konnten, falls die Station in der Nacht oder in den nächsten Tagen aus den Fugen geraten sollte. Allen war klar: Jetzt geht es los.

In der Pandemie sterben die Menschen anders als sonst. Viel häufiger, viel unerwarteter und vor allem sehr viel einsamer. Ich habe in dieser Zeit unzählige Menschen sterben sehen. So viele, dass ich mich nicht mehr an jeden Einzelnen erinnern kann. Manches Patientenschicksal war jedoch so eindrücklich, dass es sich in mein Gedächtnis eingebrannt hat. Wie zum Beispiel das einer zweifachen Mutter Anfang fünfzig. In den ersten Wochen, in denen sie bei uns lag, wurde sie zwar künstlich beatmet, war aber eine der stabilsten Corona-Patienten auf der Station. Sie war sogar die Einzige, die wir nicht auf dem Bauch lagern mussten, eines der letzten Mittel, das uns bei einem Lungenversagen noch bleibt. Bei dieser Form der Lagerung werden, vereinfacht gesagt, die rückennahen Bereiche der Lunge nach oben gedreht und dadurch wieder besser belüftet, was sich im Idealfall

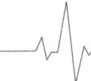

positiv auf die Lungenfunktion auswirkt. Dabei liegt der Patient für bis zu sechzehn Stunden auf der Bauchseite. Damit Gesicht und Bauch in dieser Zeit nicht auf der Matratze aufliegen, wird er auf spezielle Lagerungskissen gelegt. Die Umlagerung erfordert außer einem Arzt, der am Kopfende steht und aufpasst, dass weder der Tubus noch andere lebensnotwendige Zugänge herausrutschen, mindestens vier Pflegekräfte. Das ist körperliche Schwerstarbeit, vor allem bei übergewichtigen Patienten.

Bei besagter Patientin war das aber gar nicht nötig. Umso überraschender war es, dass sich ihr Zustand plötzlich verschlechterte. Von Stunde zu Stunde wurde ihre Lunge schwächer. Obwohl das Beatmungsgerät bereits auf Volllast lief und mit hohem Druck Atemluft in ihre Lunge presste, ließ sich die Sauerstoffkonzentration im Blut nicht auf ein notwendiges Level bringen. Nun mussten wir auch sie, die bis zu diesem Tag für uns der Lichtblick gewesen war, der uns zwischen all den sterbenden Patienten etwas Hoffnung gegeben hatte, immer wieder in die Bauchlage drehen.

Der Ärztin blieb nichts anderes übrig, als den Kindern, die ebenso wie wir voller Zuversicht gewesen waren, mitzuteilen, dass sich der Zustand ihrer Mutter verschlechtert hatte. Ihr Gesicht war mittlerweile bis zur Unkenntlichkeit angeschwollen. Zudem hatten sich aufgrund der stundenlangen Druckbelastung während der Bauchlage großflächige, mit Flüssigkeit gefüllte Spannungsblasen auf den Hautflächen gebildet. Mit ansehen zu müssen, wie sich der Zustand der Patientin immer weiter verschlimmerte, machte mich fertig. Ich schaffte es nicht mehr, mich von meiner Arbeit zu distanzieren, und nahm die Gedanken an das Leid mit nach Hause.

Fast täglich sprach ich mit meiner Familie über sie und meine anderen Patienten und erkundigte mich auch an freien Tagen bei Kollegen nach dem Stand der Dinge.

Zu dieser Zeit waren wir, das medizinische Personal, das einzige Bindeglied zwischen den Angehörigen und den Patienten. Aus Infektionsschutzgründen musste das Krankenhaus abgeriegelt bleiben. Familienangehörige durften die Intensivstation erst dann aufsuchen, wenn ein Patient im Sterben lag. Auch den beiden Söhnen blieb nichts anderes übrig, als sich täglich telefonisch bei uns nach ihrer Mutter zu erkundigen. Doch der Mut, den wir ihnen ständig zusprachen, verließ auch uns allmählich.

Mittlerweile war das gesamte Arsenal, das die moderne Intensivmedizin hergibt, aufgebraucht. Bis auf die extrakorporale Membranoxygenierung, kurz: ECMO. Bei diesem Verfahren wird das sauerstoffarme Blut außerhalb des Körpers mit Sauerstoff angereichert und dann wieder zurückgepumpt. Die ECMO funktioniert also wie eine künstliche Lunge. Es war faszinierend zu beobachten, wie das dunkle Blut im Schlauch durch den zugeführten Sauerstoff plötzlich wieder hellrot wurde.

Doch der Kampf war für die Patientin verloren. Das Virus hatte bereits ihren ganzen Körper angegriffen, ein Organ nach dem anderen versagte. Die Ärztin rief die beiden Söhne an, um ihnen mitzuteilen, dass ihre Mutter die nächste Nacht nicht überleben wird.

> Der Tod gehört zu unserem Beruf als Intensivpfleger dazu, genauso wie die Menschlichkeit. Ich begleite meine Patienten, die nicht mehr genesen, bis zum letzten Atemzug. Und jetzt, während der Corona-Pandemie, stehe ich manchmal mehrmals täglich direkt am Bett von Sterbenden.

Ich stellte mir vor, was wohl in den Köpfen der beiden Jungs vorging: Obwohl ihre Mutter seit Wochen um ihr Leben kämpfte, hatten sie nicht an ihrer Seite sein können. Nun, wo es mit ihr zu Ende ging, durften sie endlich ins Krankenhaus, um dann – mit Mundschutz, Plastikkittel, Gummihandschuhen und Gesichtsvisier – ohne jeden körperlichen Kontakt von ihr Abschied zu nehmen. »Es könnte auch meine Mama sein«, dachte ich.

Für mich ist der Umgang mit dem Tod in der Pandemie ein anderer geworden. Vor Corona konnte ich mich um Verstorbene noch angemessen kümmern. Ich konnte sie noch einmal waschen, ihre Haare kämmen, sie ordentlich hinlegen und zum Schluss mit einem weißen Laken bedecken, kurzum, sie für ihren letzten Weg bereitmachen und mich verabschieden. Mit Würde und Respekt. Diese Rituale halfen mir, mit dem Tod besser fertigzuwerden. Jetzt aber musste ich den Leichnam in einen schwarzen Plastiksack legen. Das Schlimmste war das Zuziehen des Reißverschlusses. Dieses Geräusch werde ich nicht mehr vergessen.

Doch es gab noch viele weitere Herausforderungen zu bewältigen. Schutzausrüstung, andere wichtige Materialien und sogar einige Medikamente wurden plötzlich zur Mangelware. So gab es phasenweise kein Propofol, ein wichtiges Narkosemittel, das notwendig ist, um die Patienten intubieren und beatmen zu können. Beatmungsfilter konnten nicht mehr so regelmäßig wie vorgeschrieben gewechselt werden. Auch die Perfusorspritzen, große Spritzen, in denen Medikamente aufgezogen werden, waren mancherorts knapp und mussten zeitweise mehrfach benutzt werden – eine hygienische Katastrophe. Diese Spritzen haben ja ständig direkten Kontakt mit dem zentralvenösen Zugang, der sich entweder im Hals oder an der Leiste befindet. Viele, wenn nicht sogar die meisten Blutvergiftungen im Krankenhaus entstehen durch Keime, die genau durch diesen Zugang in die Blutbahn gelangen.

In jeder Schicht stand ich teilweise mehrere Stunden von oben bis unten eingepackt im Covid-Zimmer, einem Raum mit in der Regel zwei Patienten. Unter dem Plastikkittel staute sich die Hitze, das Gummiband des Visiers schnürte sich in meine Haut und hinter der FFP3-Maske sammelte sich die Feuchtigkeit. Durch die zusätzliche schwere körperliche Belastung war ich schon nach kurzer Zeit nass geschwitzt bis auf die Unterhose. Das Atmen durch die feuchte Schutzmaske fiel mir immer schwerer.

> Entweder man schwitzt extrem in der Schutzausrüstung oder man friert, nachdem man sie abgelegt hat.

Doch pro Schicht stand mir, wie jeder anderen Pflegekraft auch, nur eine einzige FFP3-Schutzmaske zur Verfügung. So wurde nicht nur die empfohlene Tragedauer deutlich überschritten, sondern auch mit unserer Gesundheit gespielt, denn: Je feuchter die Maske wird, desto geringer ist ihre Schutzwirkung. Außerdem ist es schon ein kleines Kunststück, sich beim immer wiederkehrenden An- und Absetzen der kontaminierten Maske nicht selbst zu infizieren. Am Ende einer jeden Schicht wurden dann die Masken, an denen Schweiß, Speichel und teilweise auch Make-up klebten, in einer großen Tonne gesammelt und aufbewahrt, um später sterilisiert und wiederverwendet zu werden. Dabei waren sie für einen nochmaligen Gebrauch überhaupt nicht gedacht. Ob sie so ihre eigentliche Funktion überhaupt noch erfüllen konnten – darüber dachten wir besser gar nicht nach.

> Diese Masken sind Einmalmaterial.
> Ist Hygiene jetzt Auslegungssache?

Es ist mir unbegreiflich, dass eine Industrienation wie Deutschland so unvorbereitet in eine Pandemie rutschen konnte und es nicht schaffte, selbst einfachste Dinge wie Schutzvisiere kurzfristig zur Verfügung zu stellen, sodass wir gezwungen waren, sie auf den Stationen in Handarbeit aus Büromaterialien wie Laminierfolie und Gummibändern selbst zu basteln. Allen Kollegen – ob Ärzten, Pflegekräften oder Reinigungspersonal – war am Ende des Tages die Erschöpfung anzusehen. Die Masken hatten tiefe Furchen hinterlassen, ihre Gesichter waren bleich und leer. Nach fast jeder Schicht fuhr ich mit Kopfschmerzen und Schwindel nach Hause.

HELDEN UND DIEBE

In dieser ersten Corona-Welle erfuhren wir als Pflegepersonal viel Anerkennung: Unter anderem erhielten wir Rabatte in der Autovermietung und kostenlose Burger beim Schnellimbiss. Wir wurden als Helden gefeiert, und in Karikaturen verneigten sich selbst Superhelden wie Batman und Spiderman vor uns. Aber es gab auch Momente, in denen ich mich fragte, wann Teile der Gesellschaft falsch abgebogen waren.

Tatsächlich habe ich bereits zu Beginn der Pandemie, als in den Läden bestimmte Hygieneartikel ausverkauft und die Regale leer waren, erlebt, dass Menschen, die ihre Angehörigen im Krankenhaus besuchten (was zu dieser Zeit noch möglich war), die eh schon raren Masken, die sie in den Zimmern oder an anderen Orten der Station vorfanden, stahlen und sogar das Desinfektionsmittel in den Spendern gegen Leitungswasser austauschten. Das war Egoismus pur, denn sie nahmen billigend in Kauf, dass Masken dort fehlten, wo sie wirklich gebraucht wurden, und wir uns mit wirkungslosem Wasser die Hände »desinfizierten«. Was das auf einer Intensivstation bedeutet, kann sich jeder wahrscheinlich selbst ausmalen. Sogar die Kinderkrebsstation blieb davon nicht verschont. Ich fragte mich: Was geht in den Köpfen solcher Menschen vor?

> Wir werden diese Krise nur gemeinsam überstehen. Aber vor allem müssen wir uns hinterher wieder in die Augen blicken können!

Gleichzeitig stellten sich einige Leute abends auf ihre Balkone, um uns Pflegekräften Beifall zu klatschen. Da ist mir dann zum ersten Mal der Kragen geplatzt. Auf Facebook schrieb ich:

Jetzt muss ich mich mal auskotzen.

Wie viele meiner Kollegen arbeite ich als Krankenpfleger auf einer Intensivstation.

Seit Jahren wird das Gesundheitssystem kaputtgespart und das Personal verheizt. Das Wort Freizeit und Familie kennen viele schon gar nicht mehr. Jetzt seit der Corona-Krise werden wir beklatscht und bejubelt, Leute stehen auf dem Balkon und feiern uns. Aber soll ich euch etwas sagen? Es juckt mich einen Scheiß. [...]

Was bringt mir das Geklatsche, wenn sich für uns weiterhin nichts ändert? Wir werden weiterhin mit dem Personalmangel zu kämpfen haben, täglich einspringen müssen. Es wird einfach ausgenutzt, dass wir nicht streiken können, weil hier sonst Menschen sterben.

Und gerade jetzt, wo wir am meisten Unterstützung brauchen, fehlt es an allem. Die Personaluntergrenze wurde aufgehoben, jetzt muss jede Pflegekraft wieder mehr Patienten versorgen. [...]

Ihr wollt uns wertschätzen? Gut, dann hört auf, euch wie Egoisten zu verhalten. [...] Befolgt endlich die Maßnahmen, die von der Regierung beschlossen werden, egal was ihr davon haltet. Und vor allem würde ich mir wünschen, vergesst uns nicht wieder, wenn das alles überstanden ist. Denn wir gehen dann weiterhin jeden Tag zur Arbeit und kümmern uns um euch oder eure Angehörigen. Wenn ihr das alles erledigt habt, dann könnt ihr gerne weiterklatschen.

Und die Regierung fordere ich auf, handelt endlich, statt wie immer nur rumzuschwafeln. Hört auf, eure Diäten zu erhöhen, macht unseren Beruf wieder attraktiver durch bessere Bezahlung und vor allem durch bessere Arbeitsbedingungen. Es reicht! Ihr wollt Fachkräfte? Dann bezahlt sie auch wie solche! Nicht morgen, nicht irgendwann. Jetzt! Sonst wird in Zukunft niemand mehr da sein, der eure ganzen neuen Beatmungsmaschinen bedient.

Zum Abschluss möchte ich mich noch einmal persönlich bei allen Menschen bedanken, die täglich dafür sorgen, dass der Laden weiterläuft. Mein Dank geht an jede Verkäuferin, die sich mit egoistischen, teilweise beleidigenden Kunden rumärgern muss, bis hin zum Polizisten oder Feuerwehrmann.

Danke.

Kaum hatte ich meinem Ärger Luft gemacht, wurde dieser »Wutausbruch« mehr als 200 000-mal geteilt, gelikt und kommentiert. Mein Telefon stand ab diesem Zeitpunkt nicht mehr still. Für Zeitungen, Radio- und Fernsehsender sollte ich Interviews geben. Manche Angebote waren mir suspekt; Journalisten wollten mich bei meinem Dienst auf Station begleiten, doch diese Art von Sensationsjournalismus lehne ich auch heute noch kategorisch ab. Ich entschied mich dann für eine Zusammenarbeit mit dem *Tagesspiegel,* da ich die Berichterstattung dieser Zeitung am seriösesten empfand. Dort schrieb ich von April 2020 bis Juni 2021 in meiner wöchentlichen Kolumne ›Außer Atem‹ »von Nachtschichten, Provisorien und Hoffnungsschimmern«. Und auch von Dingen, die mich empörten – wie zum Beispiel eine Schlauchbootparty an Pfingsten auf dem Berliner Landwehrkanal. Ich habe Verständnis dafür, dass man auf ein Stück normales Leben auch in einer Pandemie nicht verzichten möchte, dass man Musik hören und feiern will, absolut kein Verständnis hatte ich allerdings dafür, dass dies genau vor einer Klinik stattfinden musste, in der Ärztinnen und Ärzte, Pflegerinnen und Pfleger am Rand ihrer Belastungsgrenze um das Leben ihrer Patienten kämpften. Das ist in meinen Augen einfach respektlos. Ich fragte mich, ob man unsere Arbeit eigentlich noch mehr verhöhnen kann.

Nachdem sich die Lage im Sommer 2020 erstmalig ein wenig beruhigt hatte, war ich sehr zuversichtlich, dass uns Corona nicht noch einmal so herausfordern würde. Auf der Intensivstation merkte ich zuerst auch gar nichts davon, dass die Inzidenzzahlen im Herbst langsam wieder anstiegen. Doch dann traf uns die zweite Welle mit voller Wucht. Schlag auf Schlag trafen immer mehr Covid-Patienten bei uns ein. Eine Notfallintubation folgte der nächsten und wir hetzten buchstäblich von Bauchlage zu Bauchlage. In wenigen Tagen waren alle verfügbaren Intensivbetten belegt und es dauerte nicht lange, bis sich auch die ersten Kollegen mit Corona infiziert hatten. Die Flure waren oftmals wie leergefegt. Jeder hatte alle Hände voll zu tun und steckte stundenlang im Isolationszimmer fest.

So wie auch an diesem Tag. Wir kümmerten uns gerade um einen meiner Patienten, dessen Zustand sich so verschlechtert hatte, dass wir ihn auf den Bauch drehen mussten. Da in dem Moment kein weiteres Personal zur Verfügung stand, blieben die anderen Patienten in den Nachbarzimmern unbeaufsichtigt. Einer von ihnen war nicht intubiert, musste beim Atmen aber unterstützt werden – mithilfe einer Maske, die luftdicht um Mund und Nase geschnallt wird und hochprozentigen Sauerstoff zuführt. Während wir nebenan noch zu tun hatten, verschlimmerte sich jedoch seine Luftnot so sehr, dass er Panik bekam.

Jeder Rettungsschwimmer kennt das Phänomen: Ertrinkende reagieren in ihrer Todesangst irrational, schlagen um sich oder klammern sich so sehr an ihren Retter, dass beide drohen unterzugehen. Etwas Vergleichbares passierte auch hier: Der Patient riss sich die Maske vom Gesicht – absolut fatal, denn sie war im Grunde seine einzige Lebensversicherung. Keine Ahnung, warum er die Patientenklingel, die immer in Griffweite hängt, nicht betätigte, zumal ihm unglücklicherweise auch noch der Sättigungsclip vom Finger gerutscht war. Das ist ein Sensor, der die Sauerstoffsättigung misst und uns bei unzureichender Luftzufuhr ein Signal gibt. Also eigentlich genau jetzt.

Aus Infektionsschutzgründen waren zu diesem Zeitpunkt

alle Türen der Patientenzimmer geschlossen. Kaum ein Geräusch drang von innen auf die Flure, geschweige denn zu uns in die anderen Zimmer. Um wenigstens seine Vitalwerte im Auge behalten zu können, ließen wir sie uns auf einem der Monitore in meinem Zimmer anzeigen.»Dein Patient hat seinen Sauerstoffclip entfernt«, sagte ich zu meinem Kollegen, da mir aufgefallen war, dass dieser Wert nicht mehr übertragen wurde.»Wir sind gleich fertig, dann gehen wir sofort nachschauen«, antwortete er. Es kommt sehr häufig vor, dass sich EKG- oder andere Überwachungskabel bei wachen und mobilen Patienten lösen. Im Normalfall keine Situation, hinter der sich gleich ein Notfall verbirgt. Ganz anders in diesem Fall.

Während wir die letzten Handgriffe erledigten, kämpfte der Patient nebenan bereits um sein Leben. Den Atemreflex hat sicher der eine oder andere schon selbst versucht zu unterdrücken, beim Tauchen oder spielerischen Luftanhalten. Was einem anfangs noch leichtfällt, kann schnell sehr beklemmend werden. Bis zu dem Moment, an dem uns unser Körper regelrecht dazu zwingt, Luft zu holen, um nicht zu ersticken. Doch der Patient war längst über diesen Punkt hinaus – und ohnmächtig geworden.

Gerade, als wir die Tür öffnen, um nach ihm zu sehen, schrillt der Alarm, der uns anzeigt, dass es bei ihm zu einem Herzstillstand gekommen ist.»Rea in Zimmer acht!«, brülle ich über den Flur. Mein Kollege und ich stürzen in das Zimmer und beginnen mit der Herzdruckmassage. Für das Anlegen der eigentlich nötigen Schutzausrüstung ist keine Zeit mehr, unsere FFP3-Masken sind alles, was wir im Moment haben. Kurz darauf eilen uns voll eingekleidete Kollegen mit dem Notfallwagen zu Hilfe und lösen uns ab.

Auch wenn wir diesen Patienten wieder zurück ins Leben holen konnten, bin ich mir sicher, dass die Situation mit mehr Pflegepersonal von Anfang an anders verlaufen wäre. Wer aber glaubt, dass solche Zwischenfälle nur eine Folge der Corona-Pandemie sind, der irrt. Denn einige Jahre zuvor habe ich eine ähnliche Situation erlebt:

Ich hatte damals Nachtdienst, als das Rea-Telefon klingelte. Dieser Apparat läutet nur dann, wenn auf einer anderen Station ein Patient wiederbelebt werden muss. Der Stationsarzt schnappte sich sofort den Notfallrucksack und rannte mit einer weiteren Pflegekraft zu der Station, die Hilfe angefordert hatte. Als er wenige Minuten später wieder vor mir stand, war ich ziemlich verwundert: »Das ging aber schnell«, sagte ich.

»Wir konnten nichts mehr tun. Bei der Patientin war schon die Leichenstarre eingetreten«, antwortete er zögerlich. Ich erinnere mich noch, dass ich ihn sprachlos anstarrte und fragte, ob das ein schlechter Scherz sei. Denn die *rigor mortis*, wie sie medizinisch auch genannt wird, setzt erst rund ein bis zwei Stunden nach Eintritt des Todes ein und kann bis zu achtundvierzig Stunden andauern.

Wie ich erfuhr, war eine Schwester auf der kardiologischen Normalstation ausgefallen, weshalb die knapp dreißig Patienten nur von einer einzigen Pflegekraft betreut wurden. Einige dieser Patienten waren an einer EKG-Überwachung angeschlossen. Das macht man zum Beispiel nach einem Herzinfarkt, um erneut auftretende Komplikationen rechtzeitig zu bemerken. Auch auf einer Normalstation ist im Nachtdienst allerhand zu tun: Patienten lagern, Tabletten und Antibiosen für den Frühdienst bereitstellen, Schmerzmittel verabreichen und fehlende Medikamente bei der hausinternen Apotheke bestellen. Gegen zwei Uhr nachts hatte sich bei der Patientin ein Überwachungskabel abgelöst, sodass die Übertragung der Herzfrequenz auf den Monitor unterbrochen war. Der Pfleger, der von Zimmer zu Zimmer lief, um nach den Patienten zu schauen, hatte von alldem nichts mitbekommen. Als er gegen fünf Uhr morgens bei dem besagten Zimmer ankam, fand er die Patientin leblos im Bett vor. Sie hatte unbemerkt einen weiteren Herzinfarkt erlitten.

Solche tragischen Situationen zeigen immer wieder, dass Personalmangel nicht nur patientengefährdend, sondern im Zweifel tödlich sein kann. Unsere Aufmerksamkeit lässt sich nun mal nicht unendlich teilen.

SCHUFTEN OHNE SINN

Wo zu Beginn der Pandemie die Materialknappheit und die zunehmende körperliche Beanspruchung stark im Vordergrund standen, machte mir im weiteren Verlauf die psychische Belastung immer mehr zu schaffen.

Es war für mich einfach unerträglich mitzuerleben, wie Tag für Tag, in gefühlt jeder Schicht, unzählige Menschen ihr Leben verloren. Ich war an einem Punkt angelangt, an dem ich an der Sinnhaftigkeit meiner Arbeit zweifelte. »Was bringt das alles überhaupt noch?«, war nur eine der Fragen, die ich mir am Ende des Tages immer häufiger stellte. Ich sah Patienten, die nach wochenlangem Kampf einfach starben, obwohl sie längst wieder an der Bettkante sitzen konnten und scheinbar die schlimmste Phase ihrer Covid-19-Erkrankung hinter sich gelassen hatten. Die ruhig schlafend im Bett lagen und von einer auf die andere Sekunde plötzlich voller Panik die Augen aufrissen, weil sie keine Luft mehr bekamen. Die trotz sofortiger Notfallintubation mit anschließender Bauchlage nicht gerettet werden konnten. Diese Erfahrung, dass wir in ganz vielen Fällen trotz unserer Bemühungen und unseres Fachwissens machtlos sind, war etwas zutiefst Frustrierendes. Damit musste ich erst einmal zurechtkommen.

Irgendwann waren meine Akkus leer, und es gab keine Möglichkeit, sie wieder aufzuladen. Jegliche Freizeitaktivitäten, mit denen ich sonst mein seelisches Gleichgewicht wiederherstellen konnte, hatte der Lockdown unmöglich gemacht. Kein Sport mit den Jungs, keine Besuche bei den Eltern, kein Essen im Restaurant, kein Kino. Wenigstens die Waldspaziergänge mit meinen Hunden konnte mir keiner nehmen.

Gleichzeitig stieg die Zahl der Menschen, die die Pandemie verharmlosten. Die Hassmails und Anfeindungen, die ich aufgrund meiner öffentlichen Berichterstattung erhielt,

Was für euch Panikmache ist, ist unsere bittere Realität.

wurden schärfer und geringschätziger: Ich sei ein »Merkel-Troll«, der von der Regierung fürs Lügen bezahlt werde, hieß es zum Beispiel. Ich sei ein »Corona-Faschist« und solle an

»meinem« Corona verrecken, stand in einer Direktnachricht auf Facebook, die ich durchscrollte, als ich nach mehr als acht Stunden Arbeit völlig erschöpft die Klinik verließ.

Mit den ständigen Beleidigungen hatte ich mich irgendwann arrangiert, aber die vielen menschenverachtenden Äußerungen schockierten mich immer wieder aufs Neue. »Ein Müllmann, der keinen Müll in Säcke packen kann, hat den falschen Beruf«, war eine der Nachrichten, die ich bekam, nachdem ich mich öffentlich dazu geäußert hatte, wie schwer es mir fällt, die Verstorbenen in schwarze Plastiksäcke legen zu müssen. War ich etwa ein Müllmann, der einen Beutel Abfall entsorgt? Ich hätte nie gedacht, dass Menschen zu solchen Aussagen fähig sind. Gedanken sind das eine, so etwas aber jemandem an den Kopf zu knallen, ist etwas völlig anderes.

Todesstatistiken wurden gebetsmühlenartig rauf und runter gerattert, Verstorbene in Menschen mit und ohne Vorerkrankungen eingeteilt. »Ist der Patient nun mit oder an Corona gestorben?«, schien sehr viele zu interessieren. Doch spielt das wirklich eine Rolle? Ist es etwa weniger schlimm, wenn ein Patient stirbt, der unter Vorerkrankungen litt (zu denen zum Beispiel schon ein erhöhter Blutdruck zählt)? Gibt es in Zukunft etwa entbehrliche Menschen in der Gesellschaft?

> Was für dich nur Zahlen sind, ist für mich ein Menschenleben!

Auch die Aussage, Corona sei vergleichbar mit einer Grippe, erhitzte lange Zeit die Gemüter. Ich war noch nie ein großer Zahlenakrobat. Aber eins steht definitiv fest: In all den Jahren, in denen ich als Krankenpfleger arbeite, habe ich nicht mal annähernd so viele Patienten betreut, die an einer Grippe erkrankt oder gar gestorben sind, wie Covid-19-Patienten seit Beginn der Pandemie.

Mir ist klar, dass viele Menschen, die sich so geäußert haben, in dieser Zeit einfach nur ein Ventil suchten. Wir alle haben die Pandemie unterschiedlich wahrgenommen, jeder Einzelne hatte mit seinen eigenen Sorgen und Ängsten zu kämpfen, jeder Einzelne lebte auf eine gewisse Art und Weise in seiner eigenen Blase: Während ich jeden Tag mit schwerstkranken Patienten und Toten konfrontiert war, sahen sich andere in ihrer Existenz bedroht. Viele Menschen befanden sich in Kurzarbeit, Unzählige haben ihren Job verloren, andere mussten ihr Geschäft zeitweise oder sogar für immer schließen. Und dann gab es noch diejenigen, die gesundheitlich vorbelastet waren und eine Infektion mit dem Corona-Virus um jeden Preis vermeiden wollten.

Diese unterschiedlichen Interessen führten dazu, dass wir uns überwiegend in Extremen bewegten und ein normaler Meinungsaustausch kaum mehr möglich war. Anfeindungen, Beschimpfungen und zerbrochene Freundschaften waren die Folge. Ich bin der Meinung, dass keine Pandemie der Welt uns das Recht gibt, so respektlos miteinander umzugehen.

Was mich aber in dieser Zeit mit am meisten verärgert hat, war die Tatsache, dass gefühlt jeder – vom Handwerker bis zum Schwindelarzt – mehr über die Arbeit auf einer Intensivstation zu wissen schien als diejenigen, die tagein, tagaus dort arbeiteten. Klugscheißer, die ihre gefährlichen Halbwahrheiten im Internet verbreiteten und sich mit hanebüchenen Falschaussagen zu Wort meldeten, etwa der, dass man als Angehöriger eines Verstorbenen eine Prämie bekommt, wenn man zustimmt, dass auf dem Leichenschein Covid-19 als Todesursache angegeben wird; oder die behaupteten, man würde beim Tragen einer einfachen OP-Maske an einer Kohlendioxidvergiftung sterben. Solche und ähnliche Mythen trugen ganz erheblich zur Verunsicherung in der Bevölkerung bei.

Was viele in dieser Zeit völlig aus den Augen verloren haben, war, dass neben den mit Corona Infizierten weiterhin täglich Patienten mit Herzinfarkten oder Opfer von schweren Verkehrsunfällen ins Krankenhaus eingeliefert wurden und intensivmedizinisch betreut werden mussten. Als auf den dafür vorgesehenen Stationen kein Platz mehr war, begann man, auf anderen Stationen der Kliniken provisorische Beatmungsplätze einzurichten, um auch diese Patienten aufnehmen und behandeln zu können.

> Nicht jeder wird Corona bekommen, aber jeder kann einen Unfall haben, einen Herzinfarkt oder Schlaganfall erleiden. Und wenn dann alle Intensivbetten schon belegt sind, was dann?

Das mag im ersten Augenblick logisch und einfach klingen, war in Wahrheit aber ein Desaster. Die Kombination aus einem Patientenbett und einem Beatmungsgerät ergibt noch lange kein vollwertiges Intensivbett. Auf der Intensivstation ist so ein Bettenplatz optimal an die Arbeit mit Intensivpatienten angepasst. Alle medizinischen Geräte, wie zum Beispiel Perfusoren, Infusiomaten oder Absaugeeinrichtungen, sind so befestigt, dass sie zu jeder Zeit schnell und ungehindert erreichbar sind. Aber selbst ein optimal ausgestattetes Intensivbett ist so gut wie wertlos, wenn der Patient darin nicht von einer geschulten und erfahrenen Intensivpflegekraft betreut wird. So lag also der frische Herzinfarkt oder der schwere Verkehrsunfall in einem dieser provisorischen Beatmungsbetten und wurde von fachfremdem Pflegepersonal versorgt, das gar nicht oder nur unzureichend im Umgang mit intensivpflichtigen Patienten geübt war.

An dem Tag, an dem die ersten Patienten von der Intensivstation auf eine der provisorisch eingerichteten Abteilungen verlegt wurden, hatte ich Nachtdienst. Ich war als Springer eingesetzt und musste zwischen diesen beiden Bereichen hin- und herwechseln. Auf der Intensivstation unterstützte ich meine Kollegen bei der Bauchlagerung und auf der Provisorischen erklärte ich im Schnellverfahren den Pflegekräften den Umgang mit Beatmungsgeräten, Dialysen oder für sie unbekannten Medikamenten. Mir war völlig unklar, wie ich ihnen innerhalb weniger Stunden intensivmedizinisches Fachwissen vermitteln sollte, das erst nach etwa einem Jahr Erfahrung sicher angewendet werden kann. Meine eigene Verzweiflung spiegelte sich in ihren Gesichtern wider. Die meisten waren komplett überfordert, einige so sehr, dass sie in Tränen ausbrachen. Dass das Pflegepersonal auf einen Schlag die Verantwortung für Menschenleben übernehmen musste, ohne dafür entsprechend ausgebildet zu sein, war unverantwortlich. Und für die Patienten unter Umständen lebensgefährlich.

> Angst und Tränen sind hier keine Seltenheit – interessiert nur niemanden!

Mir ist es im Sommer 2020 ganz ähnlich ergangen. Nachdem ich gerade zum Dienst erschienen war, fragte mich die Stationsleitung, ob ich heute ausnahmsweise auf der Kinder-Intensivstation aushelfen könne. Dort lagen überwiegend Neugeborene oder Kleinkinder. »Nein, die Verantwortung übernehme ich nicht«, entgegnete ich sofort. Denn die Arbeit auf einer Kinder-Intensivstation unterscheidet sich wesentlich von meiner Arbeit mit erwachsenen Patienten. Die Leitung versicherte mir jedoch, dass ich nur bei den sogenannten Außenarbeiten – wie zum Beispiel Medikamente anrichten und Säuglingsnahrung erwärmen – unterstützend zur Hand gehen sollte. Also willigte ich ein.

Im Aufenthaltsraum, in dem die Übergabe für die nächste Schicht erfolgte, teilte man mir sofort drei Neugeborene zu. »Stopp! Moment mal! Das war anders abgesprochen!«, rief ich. Das Dilemma war nur, dass diese Station an diesem Tag so unterbesetzt war, dass ohne mich nicht alle Säuglinge hätten versorgt werden können. Ich steckte in einer Zwickmühle fest. Auf der einen Seite hatte ich große Angst, bei den kleinen Babys etwas falsch zu machen. Auf der anderen Seite wollte ich meine Kollegen nicht im Stich lassen. Zum Glück war eine Kollegin so nett und blieb über ihren Feierabend hinaus, um mich kurz anzuleiten. Allein die Herzfrequenz der Babys machte mich nervös. Weit mehr als einhundert Schläge in der Minute – ein Wert, der bei Erwachsenen längst kritisch gewesen wäre.

Aber auch die »Außenarbeiten« erforderten volle Konzentration. Anders als bei Erwachsenen werden die Medikamente bei Säuglingen genauestens auf das jeweilige Gewicht ausgerichtet, ich durfte also bei der Dosierung keinesfalls einen Fehler machen. Seit meiner Ausbildung hatte ich mich noch nie so unsicher gefühlt. Ich war unendlich erleichtert, als dieser Dienst nach acht Stunden vorbei war. Noch am selben Abend schwor ich mir, nie wieder die Verantwortung für Fachbereiche zu übernehmen, für die ich nicht ausgebildet bin.

Aber der Fachkräftemangel hatte nicht nur berufliche Auswirkungen.

HUNDSTAGE

Es war ein Samstag im August 2020, ich weiß es noch genau. Nicht wegen Corona, sondern wegen Schuki, unserem Hund. Schuki hieß eigentlich Schukow und war ein Husky-Akita-Mischling. Meine Freundin Anne brachte ihn mit, als sie 2014 zu mir zog. Sechs Jahre lebte er nun schon bei uns.

An jenem Tag ging es ihm gar nicht gut. Ich war noch im Frühdienst, als Anne mir kurz vor Feierabend gegen zwei Uhr nachmittags eine WhatsApp-Nachricht schrieb. Sie war bereits auf dem Weg zum Tierarzt. Als ich dort ankam, rührte sich Schuki nicht mehr. Mein bester Freund, der sonst immer vor Freude ausflippte, wenn er mich sah, hatte kaum noch Kraft. Der Tierarzt hatte schon alle möglichen Untersuchungen durchgeführt, Infusionen und Medikamente verabreicht und uns, weil bisher keine Ursache gefunden werden konnte, einen neuen Termin am nächsten Morgen gegeben. Sonntagmorgens um neun Uhr.

Besorgt fuhren wir zurück nach Hause. Dort angekommen, war Schuki schon nicht mehr in der Lage zu laufen. Ich trug ihn mit seinen dreißig Kilogramm Gewicht ins Haus und rief sofort auf der Station an, auf der ich seit Monaten eingesetzt war, um mitzuteilen, dass ich am nächsten Morgen nicht zum Dienst erscheinen könne.

»Das ist aber schlecht«, bekam ich zu hören. »Wäre echt toll, wenn du es versuchen könntest, doch zu kommen. Selbst mit dir sind wir total unterbesetzt.« Hin- und hergerissen willigte ich schließlich ein. Das ist das Problem, wenn man emotional erpressbar ist.

Obwohl ich am nächsten Morgen um sechs Uhr im Krankenhaus sein musste, tat ich in dieser Nacht kein Auge zu. Immer wieder stand ich auf und schaute nach Schukow. Anne lag die ganze Zeit neben ihm im Wohnzimmer. Einmal ging ich nachts mit ihm raus, damit er pullern konnte. Es hat mich innerlich beinah zerrissen, mitansehen zu müssen, dass er sich kaum noch auf den Beinen halten konnte und nicht einmal mehr den Weg zurück nach Hause fand. Völlig übermüdet und mit einem schlechten Gefühl fuhr ich frühmorgens um kurz nach fünf zur Arbeit.

Tatsächlich waren wir viel zu wenige und ich betreute in dieser Schicht vier statt zwei Patienten. Vor allem eine junge Frau mit instabilem Kreislauf benötigte meine ganze Aufmerksamkeit. Dennoch schaute ich in jeder freien Sekunde auf die Uhr und hoffte, dass es endlich neun Uhr wurde und Anne zum Tierarzt fahren konnte. Um kurz nach acht schrieb sie mir dann per WhatsApp diesen Satz, den ich nie vergessen werde:»Schukow ist tot.« Für mich brach in diesem Moment die Welt zusammen.

Schon als Kind hatte ich mir einen Hund gewünscht, aber meine Eltern blockten das immer wieder ab mit den Worten: »Dann bleibt die ganze Arbeit doch nur an uns hängen, wenn du keine Lust mehr hast.« Also musste ich warten.

2006 war es dann so weit. Mit meiner damaligen Freundin kaufte ich Sheila. Sie war eine Jack-Russell-Terrier-Hündin und vom ersten Tag an meine »Prinzessin«. Als ich mich später von meiner Freundin trennte, nahm ich Sheila mit. Sie war all die Jahre bei mir, als es mir zwischenzeitlich richtig dreckig ging, als ich kaum Geld hatte und mich mit Nebenjobs und Hungerlöhnen über Wasser hielt. Immer wieder versprach ich ihr, alles dafür zu tun, um ihr eines Tages mehr bieten zu können.

In unserem Haus am Stadtrand von Berlin konnte ich mein Versprechen endlich wahr machen. Doch schon wenige Wochen nach dem Einzug wurde Sheila krank. Sie war gerade erst elf Jahre alt, für einen Jack-Russell-Terrier nicht gerade ein hohes Alter. Sie trank ungewöhnlich viel und zitterte am ganzen Körper, weshalb ich sie zum Tierarzt brachte. Nach mehreren Untersuchungen stand die Diagnose fest: Gebärmuttervereiterung. Sheila sollte operiert werden.

Bei der Narkoseeinleitung fiepte sie vor Angst und drückte sich dicht an mich. »Wir sehen uns gleich wieder, dann fahren wir nach Hause«, flüsterte ich ihr zu. Dann sackte sie in meinen Armen zusammen. Der Tierarzt, den ich vom Sport kannte, sagte mir, es würde vielleicht eine Dreiviertelstunde dauern. Doch schon nach zehn Minuten kam er zu mir ins Wartezimmer.

»Komm mal mit«, sagte er nur. Ich folgte ihm in den OP-Raum. Dort lag Sheila aufgeschnitten auf dem Tisch, der gesamte Bauchraum war voller Tumore. »Ich kann sie noch operieren«, sagte er. »Aber es hat keinen Sinn mehr. Wenn es mein Hund wäre, würde ich ihm das ersparen.«

Ich nickte. Er nähte den Bauch wieder zu und ich nahm sie mit nach Hause. Dort begrub ich sie in unserem Garten, den sie kaum hatte genießen können. Danach war ich zu nichts mehr zu gebrauchen. In den drei Wochen Urlaub, die darauf folgten, lag ich die meiste Zeit des Tages auf der Couch. Ich trauerte sehr um sie und vermisse meine kleine »Prinzessin« bis heute.

Nun also Schukow. Nach der Nachricht von seinem Tod blieb mir nicht mal die Zeit, meine Gedanken zu sammeln und zu begreifen, wie all das überhaupt hatte passieren können. Denn ich wurde dringend gebraucht. Bei meiner Patientin ging es ebenfalls um Leben und Tod. Das Schwierigste war, konzentriert zu bleiben und sich vor den Kollegen nichts anmerken zu lassen. Als ich gegen halb drei am Nachmittag endlich Feierabend hatte, saß ich so schnell wie nie zuvor in meinem Auto – und fuhr so langsam wie nie zuvor nach Hause. Aus Angst vor dem, was mich dort erwartete.

In der Zwischenzeit hatte Anne unseren Schuki in den Garten geschleppt. Ich ging sofort zu ihm. In seiner größten Not hatte ich ihn im Stich gelassen und mich nicht einmal mehr von ihm verabschieden können.

Ich weine nicht gerne vor anderen. Aber nun kniete ich bestimmt eine Stunde neben ihm und vergoss endlich all die Tränen, die ich im Dienst mühsam zurückgehalten hatte. Ich konnte nicht aufhören, ihn zu streicheln, und sagte immer wieder: »Es tut mir so leid, es tut mir so leid.«

Anne, die mich besser trösten konnte als ich sie, erzählte mir dann, Schukow sei gestorben, als sie einen kurzen Augenblick nicht bei ihm war: »Er hat sich einfach heimlich davongestohlen.« Nur Luka, unser junger Hund aus dem Tierheim, hatte bis zum letzten Atemzug bei ihm gelegen und war keine Sekunde von seiner Seite gewichen.

Wortlos begann ich neben meinem Lieblingsbaum ein Loch zu graben. Dieser Baum war der erste, den wir nach unserem Einzug gepflanzt hatten. Anfangs kränkelte er sehr und warf nach und nach alle Blätter ab. Wir hegten und pflegten ihn wochenlang und heute ist er der schönste und prächtigste Baum in unserem Garten. In seinem Schatten fing ich also an, das Grab für Schukow zu schaufeln. Nach ein paar Minuten kam Anne mit dazu. Ohne einen Ton zu sagen, grub sie mit. Das Schlimmste für mich war, immer wieder ausmessen zu müssen, ob das Loch bereits tief und groß genug war.

Bis nach Einbruch der Dunkelheit dauerte es. Immer häufiger musste Anne alleine graben, weil ich ständig in Tränen ausbrach und nicht mehr weitermachen konnte. Nachdem es endlich geschafft war, trugen wir Schukow gemeinsam zum Grab. Die Leichenstarre hatte bereits eingesetzt, nur die Ohren und seine braune Nase waren noch weich. Wir legten ihn so vorsichtig wie möglich mit einem Plüschknochen, seinem Lieblingsspielzeug, hinein und bedeckten sein Gesicht mit einem Baumwolltuch, damit kein Sand in seine Augen kommen konnte. Die erste Schicht füllten wir behutsam mit unseren Händen ein. Später mussten wir den Boden mit den Füßen verdichten. Ich fühlte mich ganz elend bei der Vorstellung, auf dem Körper meines besten Freundes herumzutrampeln.

Jeder, der selbst einmal ein über alles geliebtes Familienmitglied verloren hat, weiß, wie sehr dieser Verlust schmerzt. Aber ich fühlte mich zudem wie ein Verräter, denn ich hatte mein Versprechen, ihm beizustehen, nicht eingehalten. Für mich persönlich war das der schlimmste Tag der gesamten Pandemie.

Aber das war noch nicht alles. Noch am selben Abend, als Anne und ich mit unseren anderen beiden Hunden Luna und Luka Gassi gingen, mussten wir mitansehen, wie eine kleine schwarze Katze direkt vor unseren Augen von einem Auto überfahren wurde. Anne brach auf der Stelle in Tränen aus. Ich war nicht mehr imstande zu weinen. Ich hatte keine Träne mehr übrig.

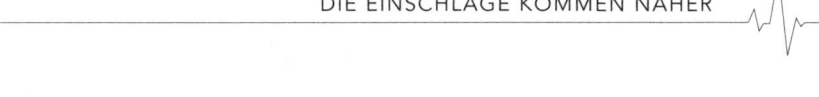

MIT ZWEIERLEI MASS GEMESSEN

Im Frühjahr 2021 gingen die Infektionszahlen endlich runter, gleichzeitig kamen neue Debatten auf, die die Gesellschaft zunehmend spalteten, wie die Frage nach den Impfpriorisierungen oder möglichen Lockerungen für Geimpfte, oder ob Kinderlose mehr in die Pflegeversicherung einzahlen sollten. Die Anfeindungen im Netz wurden immer rauer. Leute, die wussten, dass ich Intensivpfleger bin, unterstellten mir, ich würde lügen und überdramatisieren. Teils auch diejenigen, die mich ein paar Monate zuvor noch um meine fachliche Meinung gebeten hatten. »Okay, dann pflegt euch doch selbst, wenn ihr krank werdet«, dachte ich in solchen Situationen insgeheim.

Dann kam die Aktion #allesdichtmachen, bei der sich eine Gruppe von deutschen Schauspielerinnen und Schauspielern in kurzen Videos über die Corona-Maßnahmen der Regierung lustig machten. Als ich das sah, fragte ich mich nur: »Was ist mit diesen Leuten los? Haben diese Privilegierten nicht mitbekommen, was in der Welt passiert? Warum äußern sie sich zu Dingen, von denen sie keine Ahnung haben? Ich quatsche ja auch nicht übers Fernsehen.« Natürlich ist es wichtig, Verordnungen und Verbote kritisch zu hinterfragen, besonders dann, wenn durch sie in unsere Grundrechte eingegriffen wird. Doch Szenarien, wie sie hier präsentiert wurden, waren in meinen Augen weder lustig noch zielführend.

Bis zu diesem Tag betreute ich fast täglich Corona-Patienten, begleitete kranke Menschen beim Sterben, zog viele Male den »Reißverschluss« zu und war unglaublich erleichtert, wenn der ein oder andere Patient unsere Intensivstation lebend verlassen konnte. In unzähligen Postings in den sozialen Netzwerken und in meiner Zeitungskolumne setzte ich mich dafür ein, dass die Wertschätzung, die der Pflege in Deutschland kurzzeitig entgegengebracht wurde, nicht nur eine Momentaufnahme blieb. Ich bat sogar Gesundheitsminister Jens Spahn mehrfach um ein Gespräch. Doch nichts geschah. Stattdessen erfuhr ich nun, dass er den Schauspielern ein Gesprächsangebot gemacht hatte. Das war zu viel. Es reichte mir. Endgültig. Und so schrieb ich in meiner Kolumne im *Tagesspiegel*: »Man muss also nur prominent sein und schreien, dann redet der Gesundheitsminister mit einem? Ich bitte ihn seit Monaten um ein paar Minuten.«

Was dann geschah, sollte mein Leben gewaltig auf den Kopf stellen.

4
GROSSE BÜHNE

»Gleich bist du dran, Ricardo«, denke ich und schaue nach rechts: Hinter der breiten Glasfront drängen sich Kamerateams. Vor mir, in den aufsteigenden Sitzreihen, sind die Augen von einem guten Dutzend Journalisten auf mich gerichtet. Ich sitze an einem langen Tisch rechts außen. Links von mir, in einigem Abstand, haben Lothar Wieler, der Chef des Robert Koch-Instituts, Bundesgesundheitsminister Jens Spahn und Mathis Feldhoff, der Vorsitzende der Bundespressekonferenz, Platz genommen. Es ist Donnerstag, der 29. April 2021, und eigentlich sollte ich mich freuen, denn endlich bin ich am Ziel. Trotzdem fühlt es sich kein bisschen wie Freude an.

Ein Jahr lang habe ich versucht, mit Jens Spahn ins Gespräch zu kommen. Immer wieder habe ich ihm E-Mails geschrieben, auf seinen sozialen Netzwerken über meinen Frust berichtet, sogar einige Male in seinem Büro angerufen. Doch nichts geschah. Wenn ich meiner Mutter davon erzählte, hat sie immer nur den Kopf geschüttelt und gesagt: »Mensch,

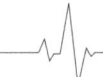

Rico, bist du sicher, das bringt was? Der meldet sich doch eh nicht.«

»Glaub' mir, Mama, das wird er«, habe ich jedes Mal geantwortet. »Irgendwann krieg' ich ihn und sitze neben ihm.«

Ich bin jemand, der sich festbeißt, wenn er etwas unbedingt will. Man muss sich Ziele setzen. Wie früher beim Bankdrücken. Du fängst mit hundert Kilogramm an und steigerst dich von Training zu Training. Einhundertsiebzig Kilo habe ich zu meinen besten Zeiten gedrückt. Mit Disziplin und Hartnäckigkeit geschafft, was ich mir vorgenommen hatte. Und so habe ich es auch mit Jens Spahn gehalten.

Bereits im April 2020 hatte ich ihn in meiner *Tagesspiegel*-Kolumne aufgefordert, mit mir doch einmal eine Achtstundenschicht auf der Intensivstation zu verbringen. Am nächsten Tag stand groß auf der Titelseite: »Jens Spahn soll bei mir Probe arbeiten«.

Die Reaktionen waren immens, überwiegend positiv und ermutigend, zum Teil aber auch abschätzig und mit der Frage verbunden, was ich mir überhaupt einbilde. Nur von Jens Spahn hörte ich nichts. Damals war ich noch so naiv zu glauben, er würde sich bestimmt bald melden. Also stänkerte ich weiter, sowohl im *Tagesspiegel* als auch auf Facebook. Doch ein Jahr lang war Funkstille. Erst meine Reaktion auf die #allesdichtmachen-Kampagne brachte den Stein ins Rollen und führte zu dem, was ich schon nicht mehr erwartet hatte: Es war um die Mittagszeit, ich war noch gar nicht ganz wach, sondern immer noch voll im Eimer vom Nachtdienst. Mit einem Auge las ich die E-Mail auf meinem Handy:

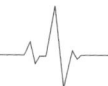

»*Lieber Herr Lange,*

mit Interesse verfolgen wir im BMG Ihre Beiträge zur Situation der Pflege in der Pandemie.

Daraus erwuchs die Idee, Sie zu einer gemeinsamen Pressekonferenz mit dem Bundesgesundheitsminister einzuladen. Wir dachten dabei an die wöchentliche PK des Ministers mit Herrn Wieler zur Pandemie.

Hätten Sie vielleicht sogar diesen Donnerstag um 11.30 Uhr eine Stunde Zeit? Dann würden wir gerne mit Ihnen in dieser Woche die PK bestreiten.«

Ich dachte, ich falle vom Glauben ab. Völlig aufgekratzt sprang ich aus dem Bett und rannte zu meiner Freundin, die auf der Terrasse am Laptop saß und Kaffee trank.

»Ich hab's geschafft!« Mit geballter Faust zeigte ich ihr die E-Mail. Dann rief ich meine Mutter an und sagte ihr das Gleiche. Sie hatte mir ja die ganzen Monate nicht glauben wollen.

Am nächsten Tag – ich stieg gerade aus der Dusche – sah ich aus dem Augenwinkel, dass ich einen Anruf verpasst hatte. Ohne zu überprüfen, woher er gekommen war, nahm ich das Handy und rief sofort zurück. Eine junge Frau sagte mir, Jens Spahn werde mich gleich persönlich anrufen.

Jens Spahn? Erst hielt ich es für ein Missverständnis, denn eigentlich wollte sich nur sein Pressesprecher bei mir melden, um im Vorfeld eventuelle Fragen zu klären. Fast ein Jahr lang hatte Spahn sich Zeit gelassen und nun wollte er mich selbst anrufen? Tatsächlich klingelte es einige Minuten später. Anonymer Anruf. Ich ging ran und sagte: »Guten Tag, Herr Spahn.«

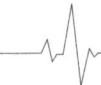

Er klang überrascht: »Woran haben Sie das denn jetzt erkannt?«

»Ich bin erstaunt, dass Sie überhaupt anrufen«, antwortete ich.

»Wieso? Sie haben doch um ein Gespräch gebeten?!«

»Das stimmt«, sagte ich, »aber das war vor über einem Jahr.«

»Na, besser jetzt als nie, oder?«, meinte er nur, und damit hatte er zweifellos recht.

Dann erklärte er mir grob den Ablauf der Konferenz. Ich solle über die allgemeine Corona-Lage auf der Intensivstation berichten, sagte er, weitere Vorgaben machte er nicht. Danach, so versprach er mir, würde es noch einen Termin geben, bei dem ich mich mit ihm in öffentlichem Rahmen über die Missstände in der Pflege austauschen könne. Wie und wo genau, blieb offen. Zum Abschied wünschte er mir noch viel Erfolg und sagte: »Herr Lange, Sie schaffen das. Sie sind ja nicht auf den Mund gefallen.«

HAU AB! JETZT!

Nun sitze ich hier auf der Bundespressekonferenz, nur ein paar Meter entfernt von ihm, und denke: Scheiße, bloß weg hier.

Eben hat er über die neue Virusvariante in Indien gesprochen, die medizinische Unterstützung aus Deutschland erwähnt und wieder einmal zur Vorsicht aufgerufen: »Wir dürfen die letzten Schritte nicht verstolpern.«

Im Moment ist Lothar Wieler an der Reihe und nennt die aktuellen Fallzahlen in Deutschland. Er hat einen dicken Stapel Papier vor sich liegen, von dem er Blatt für Blatt abliest. Wenn er mit einer Seite fertig ist, legt er sie nach links auf einen anderen Stapel. Das Schlimmste ist, einfach hier sitzen und warten zu müssen, bis er seine Blätter abgearbeitet hat. Denn ich weiß: Wenn er sie alle durchhat, bin ich dran.

Ich habe versucht, mich auf diesen Moment vorzubereiten, aber ich wusste nicht wie, ich habe so etwas vorher noch nie gemacht. Am Telefon hatte Herr Spahn mir geraten, die Rede einfach für mich zur Übung vor dem Spiegel durchzusprechen. »Mach' ich auch immer so«, sagte er.

Daran habe ich mich gehalten, doch je öfter ich meinen Text aufsagte, desto mehr verhaspelte ich mich. »Jetzt beruhig dich mal wieder«, dachte ich wütend. Übste halt morgen im Auto. Aber das klappte auch nicht. Also sagte ich mir: Übste halt gleich noch vor dem Auftritt, kurz bevor es losgeht. Hörste jetzt lieber noch ein bisschen Radio zum Runterkommen.

Kaum war ich am Haus der Bundespressekonferenz angelangt, empfingen sie mich schon am Eingang: RTL, ZDF – alles war voller Kameras. Dass ich heute hier sprechen würde, sollte ich zur eigenen Sicherheit nicht an die große Glocke hängen. Es ruft eben nicht nur Freunde auf den Plan, wenn man sich neben Herrn Professor Wieler und Jens Spahn zur aktuellen Corona-Situation äußert. Herr Wieler bereitete mich auch schon darauf vor, dass die Anfeindungen nach der Bundespressekonferenz zunehmen würden. Er selbst meide aus diesem Grund seit Monaten die öffentlichen Verkehrsmittel.

Jetzt sitze ich hier mit diesem zerknitterten Zettel, auf dem nur ein paar Stichworte stehen. Mir läuft der Schweiß über den Rücken und ich spüre, wie ich rot werde. Das passiert mir immer, wenn ich aufgeregt bin. Ich schaue in den Zuschauerraum zu den Journalisten, dann nach draußen, wo die Kameras lauern. Einige Fotografen krabbeln vor dem Pult über den Boden, signalisieren mir, dass sie ein Foto machen wollen. Ich versuche, nicht in die Kameras zu schauen. Versuche, mir die Aufregung nicht anmerken zu lassen. Mein Kopf fühlt sich leer an. Hoffentlich blamiere ich mich nicht.

Außerdem mache ich mir Sorgen wegen meines eingeschränkten Hörvermögens. Das hat mich damals meine Polizeikarriere gekostet. Ich habe oft Schwierigkeiten, Leute richtig zu verstehen, wenn sie nuscheln oder weiter von mir entfernt sind. Mit der Zeit gewöhnte ich mir an, zusätzlich von den Lippen abzulesen. Aber in Zeiten von Corona geht das nicht wegen der Masken. Der Raum der Bundespressekonferenz ist riesig, die Journalisten sind weit verteilt, lümmeln in ihren Sitzen und sprechen auch nicht gerade deutlich ins Mikrofon. Was ist, wenn ich sie nicht verstehe und mehrmals nachfragen muss? Dann halten die mich doch für total bescheuert.

Ich sehe, wie Lothar Wielers rechter Stapel immer kleiner wird und der linke immer weiter wächst. Vor der Pressekonferenz war er mit den Worten auf mich zugekommen, er lese meine Kolumne und finde sehr gut, was ich mache. Ich solle so bleiben, wie ich bin. Na dann …

Es ist so weit. Am liebsten würde ich jetzt aufstehen und einfach weglaufen. »Wie sie wohl reagieren würden?«, frage ich mich und sage mir sofort: »Kann dir doch egal sein. Du kriegst keinen Cent dafür, dass du hier sitzt. Also hau ab! Jetzt!«

Ich bleibe. Wieler ist beim letzten Blatt angelangt. Er appelliert an die Bevölkerung, solidarisch zu sein, »um diese dritte Welle so gut wie möglich zu überstehen und zu brechen.« Dann ist er fertig.

»Vielen Dank, Herr Wieler«, sagt Mathis Feldhoff und schaut auffordernd zu mir: »Herr Lange!«

Jetzt gibt es kein Zurück mehr. Jetzt bin ich dran.

Ich stelle mich kurz vor und bitte die Journalisten um Nachsicht wegen meiner Ungeübtheit im Umgang mit Pressekonferenzen. Meine Aufregung weicht einem Gefühl innerer Gelassenheit und ich bin plötzlich voll fokussiert. Das war schon früher in Prüfungen während meiner Ausbildung zum Krankenpfleger so: Sobald ich rede, habe ich meine Nervosität ganz gut im Griff. Ich fahre fort:

»Viele meiner Kolleginnen und Kollegen arbeiten seit einem Jahr an ihrer Belastungsgrenze und darüber hinaus. Viele von ihnen haben den Beruf schon verlassen oder werden das tun, wenn es so weitergeht und sich für uns nichts ändert. Und zu den Kollegen möchte ich nicht nur die Ärzte zählen, sondern auch das Reinigungspersonal, das ebenfalls in dieser Zeit hohen zusätzlichen Belastungen ausgesetzt ist. Die Pflege insgesamt arbeitet seit vielen Jahren schon am Limit, doch leider hat es bisher in diesem Umfang niemanden interessiert.«

Während ich meine Rede halte, versuche ich zu jedem einzelnen der Journalisten Blickkontakt aufzubauen und ihnen den Ernst der Lage begreiflich zu machen. »Jeder, der nicht auf einer Intensivstation arbeitet, jeder, der nicht im privaten

Umfeld betroffen ist, sieht nur die leichten Verläufe oder vielleicht nur Menschen, die gar nicht an Covid erkranken. Das heißt aber nicht, dass es keine schweren Verläufe gibt«, sage ich und ergänze: »Wir bewegen uns in letzter Zeit nur noch in Extremen. Die Extreme, sowohl in die eine als auch in die andere Richtung, führen dazu, dass wir uns immer häufiger an die Gurgel gehen. Und ich muss Ihnen sagen, mir blutet das Herz, wenn ich sehe, dass jahrelange Freundschaften an diesen Debatten zerbrechen oder Familien sich zerstreiten, einfach weil jeder nur seine eigene Meinung gelten lassen will.«

Zum Abschluss mache ich noch einmal deutlich: »Bis heute gibt es kein schlüssiges und funktionierendes Konzept, das in Zukunft solche Szenarien verhindert, aber auch uns Pflegekräfte in unserer Arbeit unterstützt und ein normales Privatleben wieder möglich macht.«

Dann ist es geschafft.

Was mich im Nachhinein am meisten verwundert hat: Die Journalisten hatten kaum Fragen an mich. Zum ersten Mal sitzt ein Krankenpfleger bei der Bundespressekonferenz. Der Vertreter einer Berufsgruppe, die zuvor monatelang voyeuristisch vor nahezu jede Kameralinse gezerrt wurde, um über die Notlage in den Kliniken Auskunft zu geben. Kein Bericht konnte dramatisch genug sein. Aber jetzt, wo jeder die Möglichkeit hat, alles zu fragen, was er wissen möchte, kommt genau: nichts! Die meisten wollten nur wissen, wie lange die Maßnahmen dauern und ab wann man wieder reisen kann. Eine Journalistin dankte mir für meinen Vortrag. Einzig der Journalist Tilo Jung, der auf *Youtube* das Interviewformat »Jung & Naiv« betreibt, fragte kritisch nach:

»Man könnte ja die Infektions- und Patientenzahlen effektiv runterbekommen, man macht es aber nicht. Man baut darauf, dass Sie und Ihre Kollegen täglich am absoluten Limit arbeiten und das Ding zusammenhalten. Was halten Sie eigentlich von der Strategie von Herrn Spahn und der Bundesregierung, die Kontrolle der Pandemie an der Auslastungsgrenze der Intensivstationen auszurichten?«

»Ich hätte mir gewünscht, dass wir mehr Kapazitäten, also mehr Personal haben«, antwortete ich, »denn Betten haben wir genug.«

Daraufhin ergriff wieder Jens Spahn das Wort. Es sei nicht Strategie der Bundesregierung, die Intensivstationen zu füllen, im Gegenteil: »Und deswegen wollen wir die Inzidenzen runterbringen, bevor Intensivstationen an ihre Belastungsgrenze kommen.«

Was hatte er da eben gesagt? *Bevor* die Intensivstationen an ihre Belastungsgrenze kommen? Sind sie das nicht schon seit Langem? Er verwechselte wohl »ausgelastet« mit »kollabiert«. Ein Jahr lang hatte ich auf diese Missstände in der Pflege hingewiesen, ein Jahr lang hatte er auf meine Anfragen nicht reagiert. Wollte er mich jetzt vor seinen Karren spannen und meine Worte so auslegen, wie es in sein Konzept passte? Das konnte ich nicht so stehen lassen:

»Die Intensivstationen *sind* voll. Jetzt! Da gibt es keinen Interpretationsspielraum, weil es eben nicht nur Covid gibt. Das kommt on top, obendrauf«, sagte ich und fügte hinzu: »Wir hätten die Debatte schon vor drei, vier, fünf Jahren führen sollen. Und hätte man früher gehandelt, hätte man den Personalmangel früher ernst genommen, dann hätten wir heute 'ne deutlich entspanntere Situation, weil wir eben viel mehr Betten hätten belegen, sprich: auch Patienten betreuen können.«

Am besten brachte es danach das ZDF auf seiner Homepage auf den Punkt: »Pfleger redet Tacheles mit Spahn«. Der hatte mir aber am Ende der Bundespressekonferenz noch freundlich auf die Schulter geklopft, mit den Worten: »Gut gemacht.« Das überraschte mich dann doch, ich dachte, ich sei ihm zu sehr auf den Schlips getreten. Wenn, hat er sich jedenfalls nichts anmerken lassen. Vielmehr rief mich sein Pressesprecher noch einmal an und bedankte sich für meine Teilnahme an der Konferenz. Wir würden weiter in Kontakt bleiben, versprach er, und natürlich werde es auch das bereits versprochene Gespräch mit Herrn Spahn geben.

Dass ich nach der Pressekonferenz noch einmal mehr in den Fokus der Öffentlichkeit rückte und sich hochrangige Politikerinnen und Politiker und auch Prominente plötzlich für das interessierten, was ich zu sagen hatte, wollte ich nutzen. Noch wenige Monate zuvor hatte das anders ausgesehen. Besonders wütend gemacht hatte mich bereits im Januar 2021 eine Aussage von Bayerns Ministerpräsident Markus Söder, der den Pflegekräften in Deutschland mangelnde Impfbereitschaft unterstellte und die Debatte über eine Impfpflicht für Pflegekräfte befeuerte.[1]

Kurz darauf sprang ihm der frühere Außenminister Sigmar Gabriel von der SPD bei. Auf Twitter schrieb er:

»Wie viele Tote muss es in Pflegeheimen noch geben, bis sich @Markus_Soeder (@CSU) mit der #Impfpflicht für medizinisches & pflegerisches Personal durchsetzt? Wenn sich Ärzte und Pflegepersonal nicht impfen lassen,

wie soll dann der Rest der Bevölkerung überzeugt werden?
#COVID-19

Wenn meine Angehörigen ins Krankenhaus oder ins Pflegeheim müssten, würde ich wissen wollen, ob sie dort sicher sind. #Corona #Deutschland

Ich fühlte mich zu Unrecht stigmatisiert. Also verfasste ich am 19.01.2021 eine längere E-Mail an Markus Söder, in der ich ihm unter anderem schrieb:

Sehr geehrter Herr Söder,

[...]

Sie fordern eine Impfpflicht für Pflegekräfte, weil diese sich nach Ihrer Aussage in hohem Maße nicht impfen lassen.

Sie haben hiermit eine Debatte ausgelöst, die uns Pflegekräfte zu einem Feindbild transformiert hat. In der Presse nennt man uns nun »Querdenker in Weiß«. Die Bevölkerung zeigt in den sozialen Netzwerken mit dem Finger auf uns.

[...] Dabei ist gar nicht ausreichend Impfstoff vorhanden. Pflegekräfte aus Leiharbeitsfirmen zum Beispiel haben momentan gar nicht die Möglichkeit, sich impfen zu lassen, weil die Bundesregierung uns einfach vergessen hat. Seit Wochen (!) werden wir von der Senatsverwaltung für Gesundheit, Pflege und Gleichstellung vertröstet mit dem Hinweis, dass an einer Lösung gearbeitet wird.

Sie und jetzt auch Herr Gabriel machen sich Sorgen um Patienten und Bewohner, die Sie durch ungeimpftes Personal gefährdet sehen. Wo war denn Ihre Sorge, als Pflege-

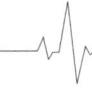

kräfte ohne ausreichende Schutzausrüstung am Patien-
tenbett standen, also in ihrer eigenen Gesundheit gefähr-
det waren, aber auch ein Infektionsrisiko für die zu Pfle-
genden darstellten?

[...] Seit Monaten kämpfen wir gegen das Virus und
sind enormen physischen und psychischen Belastungen
ausgesetzt. Ich finde es einfach unfair, dass Sie uns jetzt
den schwarzen Peter zuschieben, obwohl die Politik ihre
eigenen Hausaufgaben nicht gemacht hat.

Nicht Menschen mit Anzügen stehen am Patienten-
bett, sondern Menschen im weißen, blauen oder grünen
Kasack!

[...]

Bei der Bekämpfung gegen Corona haben Sie meine
vollste Unterstützung. Nun hoffe ich auf Ihre.«

Es hat mich wirklich aufgeregt. Denn die Behauptungen von
Söder und Gabriel waren in meinen Augen an Doppelmoral
nicht zu überbieten. Ganz zu schweigen von der Tatsache,
dass mit dem Corona-Virus infizierte Pflegekräfte weiterhin
zur Arbeit gehen sollten,[2] während sie im privaten Bereich
unter Quarantäne gestellt waren. Es war also völlig in Ordnung, infiziert am Krankenbett seinen Dienst zu tun und
Kollegen und Patienten zu gefährden – aber wehe, man
brachte zu Hause den Müll raus, dann wurde man mit einem
saftigen Bußgeld zur Kasse gebeten.

Grund für diesen Irrsinn war wie immer der seit Jahren
ignorierte Personalmangel. Mir ist einfach unbegreiflich,
warum sich Entscheidungsträger aus der Politik – die ja maßgeblich an der Gestaltung des Gesundheitssystems beteiligt

sind – nun auf einmal Sorgen um ihre Angehörigen, Heimbewohner und Patienten machten, aber jahrelang nichts an den zum Teil katastrophalen Zuständen, die ihnen bekannt waren, geändert haben.

Immer wieder erlebe ich zum Beispiel, dass Bewohner aus Pflegeheimen mit dem Verdacht auf Nierenversagen oder Schlaganfall zu uns auf die Intensivstation kommen. Meistens steckt aber etwas ganz anderes dahinter: Flüssigkeitsmangel. Gerade ältere Leute reagieren sehr empfindlich darauf. Verwirrtheitszustände und unzureichend arbeitende Nieren sind die Folge.

Eine alte Frau ist mir besonders in Erinnerung geblieben: Sie lag bei uns auf der Intensivstation, da ihre Nieren nicht mehr arbeiteten. Ihr Zustand besserte sich, nachdem der Flüssigkeitshaushalt durch die Gabe mehrerer Infusionen wieder ausgeglichen worden war. Bei einer Magenspiegelung, die wir aufgrund ihrer heftigen Schluckbeschwerden durchgeführt hatten, stellten wir fest, dass die komplette Speiseröhre verbrannt war. Man hatte ihr im Altenheim, bedingt durch Personalmangel und Zeitdruck, offenbar ein zu heißes Getränk eingeflößt. Dieser Fall macht deutlich, wie enorm wichtig Geduld und Sorgfalt beim Anreichen von Essen und Trinken ist. Vor allem Patienten nach einem Schlaganfall oder nach längerer Zeit im Koma müssen das Schlucken erst wieder erlernen. Bei der Nahrungszufuhr sollte der Patient daher eine aufrechte Sitzposition einnehmen und der nächste Löffel erst zum Mund geführt werden, wenn die vorherige Portion komplett heruntergeschluckt ist. Andernfalls kann es zum Verschlucken von Speiseresten kommen, die dann in der Lunge landen und unter Umständen eine Lungenentzündung auslösen. Eine sogenannte Aspirationspneumonie, die nicht selten tödlich endet.

Jede pflegerische Tätigkeit ist dafür ausgelegt, das Wohlbefinden und den Heilungsprozess des Patienten zu fördern. Das fängt bei der Händedesinfektion an, die vor und nach jedem Patientenkontakt durchgeführt werden muss. In der Pandemie haben Experten immer wieder darauf hingewiesen, wie wichtig und wirkungsvoll gründliches Händewaschen im Kampf gegen das Virus sei. Auch im Krankenhaus sind die Hände das häufigste Übertragungsvehikel von allen nur denkbaren Krankheitserregern. Mit ihnen berühren wir Türklinken und alle möglichen kontaminierten Flächen, wir kommen mit Stuhlgang, Urin und sämtlichen infektiösen Sekreten in Kontakt – und letztendlich mit den Patienten. Die Gummihandschuhe, die wir dabei tragen, schützen nur vor grober Verschmutzung und ersetzen keine ausreichende Desinfektion der Hände. Um uns dafür immer wieder zu sensibilisieren, finden regelmäßig Schulungen statt, in denen uns der fachgerechte Umgang mit Hautdesinfektionsmitteln ins Gedächtnis gerufen wird. Vor den Augen einer geschulten Hygienefachkraft verreibt man da zum Beispiel eine spezielle Lösung zwischen den Händen. Die hält man dann anschließend unter Schwarzlicht. Alle Hautbereiche, die jetzt nicht aufleuchten – und die gibt es selbst unter diesen »Laborbedingungen« –, sind noch immer keimbelastet und könnten im Zweifelsfall Krankheitserreger übertragen.

Im stressigen Klinikalltag, in dem man von Patient zu Patient hetzen muss, ist die Fehlerquote bei der Händedesinfektion natürlich deutlich höher und auch die Einwirkzeit von mindestens dreißig Sekunden kann häufig nicht eingehalten werden. Wäre man hier ganz korrekt, gingen allein für diese Tätigkeit auf einer Intensivstation pro Tag eineinhalb Stunden drauf. Diese Zeit haben wir nicht, und so finden potenziell lebensgefährliche Infektionen statt. Patienten sind nicht erst seit Corona gefährdet, sondern seit Jahren. Da gibt es nichts zu beschönigen.

Eine Antwort auf meine E-Mail bekam ich von Herrn Söder übrigens nicht.

HASS, HÄME UND HULDIGUNGEN

Die enorme Aufmerksamkeit nach der Bundespressekonferenz traf mich recht unerwartet. Vor diesem 29. April 2021 hatte ich auf meinem Twitter-Account nur rund sechzig Follower, nach meinem Auftritt bei der Bundespressekonferenz waren es plötzlich mehrere Tausend.

Die Medien stürzten sich nun wieder auf mich. Gleich am nächsten Morgen hatte ich zahlreiche Anfragen auf meinem Handy und in meinem E-Mail-Postfach. Die wenigsten wollten aber etwas über mich, mein Leben oder meine Situation als Pfleger wissen. Wie schon im März 2020, als ich auf Facebook meinem Ärger Luft gemacht hatte, waren auch jetzt die meisten nur daran interessiert, mich bei einer meiner Schichten im Krankenhaus zu begleiten. Das habe ich strikt abgelehnt, ein Krankenhaus ist schließlich keine Peepshow! Es macht für mich einfach einen Unterschied, ob ein Politiker

wie Jens Spahn, in seiner Funktion als Bundesgesundheitsminister, auf einer Intensivstation mitarbeitet, um die Auswirkungen der Missstände selbst mitzuerleben. Oder ob ein
Fernsehteam mitten im Weg rumsteht, um möglichst drama-
tische Bilder einzufangen.

> **Ein Krankenhaus ist nicht der richtige Ort für Sightseeing!**

Es gab aber auch positive Erfahrungen, die mir in Erinnerung
geblieben sind. Eine junge Journalistin wollte mehr über
mich wissen und porträtierte mich unter dem Titel »Der Be-
ziehungspfleger« für den *Spiegel*. Sie nahm sich einen ganzen
Tag Zeit und begleitete mich in Hellersdorf an die Orte meiner Kindheit und Jugend.

Mit der medialen Aufmerksamkeit ging eine gewisse
Verantwortung einher, in die ich erst mal hineinwachsen
musste. Mein Interesse war es nie, im Rampenlicht zu stehen, vielmehr ging es mir immer darum, der Politik und der
Gesellschaft einen Einblick in meinen Klinikalltag zu ge-
währen, in der Hoffnung, den dort herrschenden Notstand
so offensichtlich zu machen, dass die Verantwortlichen endlich gezwungen wären, Änderungen zum Positiven herbeizuführen.

In der Pandemie haben sich unzählige, auch prominente
Persönlichkeiten zu allen möglichen Themen geäußert, obwohl sie auf dem Gebiet keine Experten sind. Auch ich sollte
zu ganz unterschiedlichen Dingen meine Meinung sagen –

zum Beispiel, ob ich schwangeren Frauen empfehlen würde, sich impfen zu lassen. Ich habe nur gesagt: Was fragt ihr mich? Ich bin weder eine Frau noch schwanger. Und schon gar kein Impfspezialist. Deshalb versuche ich, nur zu Themen Stellung zu nehmen, bei denen ich fachlich mitreden kann. Schließlich soll es um Information und Wissen gehen, nicht um Meinungsmache und Effekthascherei. Gerade die zahlreichen Impfdebatten in den Talkshows erinnern mich des Öfteren an die Trash-TV-Sendung »Frauentausch« – es scheint wichtiger zu sein, möglichst konträre Meinungen gegeneinander auszuspielen, als Experten zu Wort kommen zu lassen. Hauptsache Aufmerksamkeit, Klicks und Reichweite.

Mittlerweile prasselten in den sozialen Netzwerken immer mehr Kommentare auf mich ein. Sie reichten von übelsten Beschimpfungen bis zu anerkennendem Lob. Damit man sich das vorstellen kann, kommt hier mal eine kleine Auswahl. Ich habe alles so zitiert, wie ich es bekommen habe – ungeschönt.

Einer schrieb:

»Ich verstehe dieses Gejammer nicht. Das Sterben ist Bestandteil dieses Berufes. Was sollen Ärzte und Pfleger sagen, die Notarzteinsätze machen? Zumal die Corona-Toten noch immer überwiegend sehr alt sind. Was sollen Kinderonkologen sagen?

Der Mann soll den Beruf wechseln! Ja, die Mama stirbt an Covid-19. Dann ist sie aber längst beatmet und liegt in Narkose. Der größte Arbeitsaufwand auf einer Station

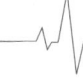

entsteht bei Neuaufnahmen. Wenn jemand beatmet wird, ist die Betreuung größtenteils Routine!«

Ein anderer:

»Was für Corona-Patienten? Es gibt keine Corona-Patienten. Wie viel Geld hat Merkel euch gezahlt, um solche Lügen zu erzählen? Wir haben keine Pandemie und kein Corona. Corona ist geplant, um die Deutschen finanziell auszunehmen, Existenzen zu zerstören und die Wirtschaft zu zerstören, damit die Asylbewerber und die Flüchtlinge wie Könige in Deutschland leben können. Merkel bezahlt alle Länder, Städte, Firmen, Kitas, Schulen, Gesundheitsämter und Krankenhäuser, damit Corona-Fälle gemeldet werden, obwohl niemand an Corona erkrankt ist und niemand an Corona gestorben ist. Ne Freundin von mir arbeitet seit 2003 im Krankenhaus, kein einziger Corona-Patient, dann werden Puppen als Corona-Patienten auf Intensivstationen gelegt.«

Wieder ein anderer:

»Du bist mir zuwider. [...] Mach ein Fernsehstudio auf und quatsch andere voll, du dummes Stück Scheiße [...].«

Und der Nächste:

»Wie viel Geld hast du für deine Riesenlüge bekommen, hat es sich gelohnt, die armen Menschen so zu belügen? Du bist

eine Schande für unseren Beruf und gehörst sofort entlassen und dürftest niemals mehr als Krankenpfleger arbeiten. Ich würde dich zu gerne mit Astra Zeneka impfen.«

Und das waren nicht einmal die wirrsten und schäbigsten Kommentare. Zumindest über seinen »Wunsch« brauchte sich der Letztgenannte keine Gedanken mehr zu machen, ich war nämlich zu dem Zeitpunkt bereits mit Astra Zeneca geimpft.

Nach der Bundespressekonferenz sprach mich jemand in meiner Freizeit beim Sport an und forderte mich auf, das nächste Mal die Wahrheit zu sagen. Seiner Meinung nach waren die Schutzmaßnahmen überzogen. Die Kliniken seien schließlich leer und Corona nicht mehr als eine Grippe. Ich fragte ihn nach seinem Beruf. Gebäudereiniger, antwortete er. Daraufhin gab ich ihm zu verstehen, dass ich keine Lust hätte, mir von ihm meine Arbeit und die Situation auf der Intensivstation erklären zu lassen. Ich würde ihm schließlich auch nicht vorschreiben, wie er seine Fenster zu putzen habe.

Obwohl ich auf solche Auseinandersetzungen keinen gesteigerten Wert lege, stelle ich mich ihnen seit Beginn der Pandemie. In den meisten Fällen nehme ich mir die Zeit und beziehe so sachlich wie möglich Stellung, auch wenn es Tage gibt, an denen es mir schwerfällt, ruhig zu bleiben. Dennoch ist es mir wichtig, das Gespräch mit anderen nicht abreißen zu lassen, weil ich denke, dass es ein Miteinander geben muss, bei dem sich jede und jeder darum bemüht, das Gegenüber ernst zu nehmen. Ziel sollte immer sein, Brücken zu bauen.

Es gab aber auch positives Feedback und Nachrichten wie diese:

>>*Lieber Ricardo. Vor knapp 20min hab ich einen Beitrag im TV gesehen und dich sofort wieder erkannt. Vor 3.5 Jahren hast du mir auf der Intensivstation Mut gemacht, hast mir jede Frage akribisch beantwortet und mir jedes Medikament mit einer Engelsgeduld erklärt, ohne dass ich das Gefühl hatte, du würdest dich verpflichtet fühlen. Leider ist mein Papa nach 16 Tagen auf eurer Station verstorben, er hätte dich sehr gemocht! Ich hatte nie die Möglichkeit aus tiefstem Herzen Danke zu sagen. Du warst der Einzige auf dieser Station, den ich menschlich nie vergessen habe.*
Mach weiter so. Die Welt braucht Menschen wie dich!
Ich verneige mich.
Eine imaginäre Umarmung geht raus, hätte ich damals machen sollen.<<

Solche Nachrichten freuen mich ungemein und bestärken mich darin, meinen Weg weiterzugehen. Sie zeigen mir, wie wichtig es ist, auf Ängste und Sorgen einzugehen, und gleichzeitig macht es mich auch ein bisschen stolz, jemanden in einer schwierigen Situation moralisch unterstützt zu haben.

Wenn man sich wie ich mit einer Meinung öffentlich positioniert, muss man immer damit rechnen, dass es auch Menschen gibt, die anderer Ansicht sind, einen unsympathisch finden oder sogar beleidigen. In dieser Hinsicht habe ich mir eine gewisse Gelassenheit von meinen Hunden abgeschaut. Luka, einer unserer Herdenschutzhunde, ist dabei mein großes Vorbild. Er lässt sich selten aus der Ruhe bringen, selbst Anfeindungen anderer Hunde prallen an ihm ab und er reibt sich nicht unnötig auf. Diese Besonnenheit beeindruckt mich immer wieder. Trotzdem sollte jedem klar sein: Auch das Internet ist kein rechtsfreier Raum. Und jeder beleidigende Kommentar und jeder verletzende Beitrag trifft einen echten Menschen mit echten Gefühlen.

> Ein Beitrag ist schnell verfasst, geteilt oder geliket, ohne dass einem die volle Tragweite bewusst ist.

GHETTOFAUST, GUTE MIENE UND EINE RANZIGE SCHINKENSTULLE

Im Sommer 2021 sanken wie bereits im Vorjahr um diese Zeit die Infektionszahlen. Klubs und Bars wurden wieder geöffnet, Einschränkungen gelockert, Verbote zum Teil aufgehoben. Die Welt schien für viele schon wieder halbwegs in Ordnung zu sein. Dabei redeten sich führende Experten aus der Wissenschaft den Mund fusselig und warnten bereits im Juli vor einer erneuten Welle im Herbst. Und auch ich sah es kommen, dass man den Sommer verstreichen lässt und wie schon einmal völlig unvorbereitet ins Verderben rennt.

111

> Ich möchte heute eine Wette eingehen:
> Wetten, dass wenn die Inzidenzen im Herbst
> steigen und die ersten #covid-19-Patienten
> wieder auf den Intensivstationen liegen, auf
> einmal alle ganz erstaunt darüber sind, dass
> überall Pflegepersonal fehlt.
> Ich gehe auch jede Wette ein, dass im Herbst
> noch immer keine Belüftungsanlagen in
> Schulen und Kitas installiert sind. Aber wen
> interessiert schon der Herbst, wenn man im
> Sommer verreisen kann.

Warum hat man die Zeit, in der die Lage ein bisschen entspannter war, nicht dazu genutzt, wirkungsvolle Konzepte gegen die Personalflucht aus der Pflege zu entwickeln? Um wenigstens die zu halten, die noch da waren? Es ist doch bekannt, dass hinter uns niemand auf Abruf steht. Hinter uns gibt es keine zweite Reihe, es gibt keinen Ersatz, auf den man zurückgreifen könnte. Wenn wir weg sind, sind wir weg. Der Bundesgesundheitsminister prophezeite, wie schon auf der Bundespressekonferenz, eine Überlastung des Gesundheitswesens. Da gab es nichts zu prophezeien, denn sie war schon längst bittere Realität. Oder kann man nicht von Überlastung sprechen, wenn intensivpflichtige Patienten von fachfremdem oder nur unzureichend geschultem Personal auf fachfremden, nicht optimal ausgestatteten Abteilungen versorgt werden müssen? Wenn wichtige Operationen nicht durchgeführt werden können? Jede ausgesetzte Operation, wie zum

Beispiel das Einsetzen einer neuen Hüfte, ist mit einem längeren Leidensweg für die Betroffenen verbunden. Daher müssen organisatorische Strukturen geschaffen werden, die es ermöglichen, auch in Ausnahmesituationen eine ausreichende gesundheitliche Versorgung aufrechtzuerhalten. So könnte man zum Beispiel kleinere Krankenhäuser oder andere medizinische Einrichtungen ausschließlich für Operationen, die pandemiebedingt verschoben werden müssen, oder auch für (Krebs-)Vorsorgeuntersuchungen nutzen.

Eine ganz wichtige Voraussetzung, um möglichst gut durch eine Krise wie die Corona-Pandemie zu kommen, ist das Vertrauen der Bevölkerung in die Maßnahmen, die die Politik beschließt. Das wurde allerdings auf eine harte Probe gestellt, denn die einzelnen Parteien sprachen mit ganz unterschiedlichen Stimmen: Was das eine Bundesland verbot, erlaubte das andere. Doch damit nicht genug. Dazu kam, dass einige Volksvertreter sich selbst nicht an die verordneten Maßnahmen hielten oder dubiose Maskendeals abschlossen, deren Hauptnutznießer sie selbst waren. Speziell durch solche Aktionen wurde das Vertrauen fahrlässig verspielt.

Diese und viele weitere Themen, die mehr oder weniger eng miteinander zusammenhängen, haben mich schließlich dazu bewogen, das Gespräch mit Spitzenpolitikerinnen und Spitzenpolitikern unseres Landes zu suchen, um aus erster Hand zu erfahren, wie sie die gegenwärtige Lage beurteilen, welche Maßnahmen ihrer Meinung nach zu einer Verbesserung der Situation führen und wie sie umgesetzt werden können. Zusammen mit dem *Tagesspiegel* startete ich vor den anstehenden Bundestagswahlen eine Politikreihe, die dazu dienen sollte, die Sicht der einzelnen Parteien auf das Gesundheitssystem im Allgemeinen und den Pflegenotstand im Besonderen zu beleuchten. Die Treffen mit ihren Vertreterinnen und Vertretern waren für mich eine wertvolle Erfahrung, auch wenn ich den Zeitaufwand neben meinem Berufsalltag anfangs etwas unterschätzt hatte. So musste ich jedes Mal nach der Schicht schnell nach Hause fahren, mit den Hunden raus und wieder zurück in die Stadt zum Interview.

In der Nacht vor meinem ersten Gespräch hatte ich Dienst. In dieser Schicht sackte ein noch nicht einmal zwanzigjähriger junger Mann auf einer onkologischen Station leblos zusammen und verstarb dann bei uns auf der Intensivstation. Dieser Fall beschäftigte mich sehr. Die Tatsache, dass ein so junger Mensch aus dem Leben gerissen wurde, bevor es überhaupt richtig begonnen hatte, nahm mich richtig mit. Ich hatte wenig geschlafen und war dementsprechend müde, als ich mich auf den Weg machte.

Eigentlich war ein Treffen mit Christian Lindner von der FDP geplant gewesen, aber da er kurzfristig abgesagt hatte, sprang Wolfgang Kubicki ein. Er war sehr freundlich und hielt mir zur Begrüßung gleich die Ghettofaust hin. Seine lockere Art überraschte mich, so hatte ich ihn nicht eingeschätzt. Gleich zu Beginn räumte er ein, dass er kein Pflegeexperte sei, sich aber dennoch auf das Gespräch freue – das fand ich sympathisch. Sobald die Kameras liefen, war er aber wieder der Politiker, wie man ihn aus dem Fernsehen kannte. Er ließ mich kaum zu Wort kommen und ich musste energisch dagegenhalten, um ausreden oder in einer Atempause etwas einwerfen zu können. In vielen Dingen waren wir unterschiedlicher Meinung. Ich sagte ihm zum Beispiel, dass der Job am Krankenbett rein körperlich so anstrengend sei, dass es eine Reihe von Pflegekräften gebe, die gar nicht bis zum üblichen Renteneintrittsalter durchhalten und dann vor erheblichen finanziellen Problemen stehen. Seinen Vorschlag, in diesem Fall mit fünfundfünfzig aus dem Beruf auszuscheiden und nach kreativen Möglichkeiten Ausschau zu halten, wie man sich neben der Rente etwas dazuverdienen könne, konterte ich völlig perplex: »Ich hab mal gehört, es gibt Leute, die sammeln Flaschen. Meinen Sie so was?«

Das war ihm offenbar zu frech. »Auf dieser Ebene diskutiere ich nicht mit Ihnen«, sagte er nur und sprach dann über andere Themen: über einen verbindlichen Personalschlüssel, Entbürokratisierung, Digitalisierung und über Pflegeroboter zur Entlastung des Personals. Alles in allem wirkte er durchaus interessiert. Ja, er nahm sich sogar eine halbe Stunde mehr Zeit, als ursprünglich geplant war. Dennoch konnte ich mir am Schluss nicht verkneifen zu sagen: »Was ich ein bisschen schade finde: Ich bin immer noch nicht schlauer.« Sein Versprechen, ein zweites Gespräch zu führen, hat er zwar noch nicht eingelöst, aber vielleicht kommt die Einladung ja noch. Jedenfalls meinte er zum Abschied: »Bleiben Sie dabei, Ihre Stimme zu erheben. Sie kennen das ja aus dem normalen Geschäft: Wer schweigt, hat schon verloren.«

Mit Olaf Scholz von der SPD, damals einer der drei Kanzlerkandidaten, traf ich mich im Helmut-Schmidt-Saal des Willy-Brandt-Hauses. Er sprach so leise, dass ich Mühe hatte, ihn zu verstehen, war sehr respektvoll und hatte stets ein Lächeln auf den Lippen. Aber er war bei Weitem nicht so kumpelhaft wie Kubicki, sondern eher zurückhaltend. In die Faust zum Gruß schlug er jedenfalls erst nach kurzem Zögern ein. Das Lächeln ist ihm während des Gesprächs nur ein einziges Mal vergangen. Ich hatte von Kubicki erfahren, dass Scholz' Bruder selbst Klinikdirektor ist und sich gegen einen Zusammenschluss von gesetzlicher und privater Krankenversicherung – also eine Bürgerversicherung, die die Zwei-Klassen-Medizin beenden würde – ausspricht. Daher fragte ich ihn, warum er es nicht geschafft habe, seinen eigenen Bruder von einer einheitlichen Krankenversicherung zu überzeugen, wenn er dieses Konzept doch selbst als einen richtigen Weg befürworte.

Auf diese Frage wollte Scholz nicht näher eingehen, meinte aber, es sei schlimm, dass die Effizienzsteigerungen im Gesundheitswesen häufig auf Kosten der Beschäftigten gingen. In diesem Zusammenhang wertete er es als großen Erfolg, dass es der SPD gelungen war durchzusetzen, »dass die Beschäftigten in der Altenpflege nach Tarif bezahlt werden«, und versprach, diesen Ansatz konsequent weiterzuverfolgen. Wichtig war ihm außerdem eine bessere Gesundheitsversorgung in ländlichen Regionen. Wir sprachen über das Fallpauschalensystem, das seiner Meinung nach dringend überarbeitet, wenn nicht gar abgeschafft werden sollte, einen besseren Bemessungsschlüssel für Pflegekräfte, über die Erwerbsminderungsrente für Menschen, die aus gesundheitlichen Gründen bereits vor dem regulären Rentenbeginn aus dem Berufsleben ausscheiden müssen, sowie über die Leiharbeit.

Bereits nach knapp vierzig Minuten signalisierte seine Pressesprecherin durch ein Handzeichen, dass sich das Gespräch dem Ende zuneige. Doch ohne das Versprechen, alles umzusetzen, was er angekündigt hatte, wollte ich ihn nicht

gehen lassen. Da gab er mir sein Wort: »Von Mann zu
Mann!« Dass die Bürgerversicherung nach den Wahlen bereits in den Koalitionsverhandlungen vom Tisch war, hat
mich sehr enttäuscht.[3]

Vor dem Treffen mit der Grünen-Politikerin Katrin
Göring-Eckardt im Paul-Löbe-Haus, dem Bürohaus des Bundestags, dachte ich erst, ich hätte mich in der Etage geirrt,
denn ich kam am Büro des AfD-Politikers Alexander Gauland
vorbei. Als Raum für das Interview war uns der Konferenz-
saal der AfD-Bundestagsfraktion zugeteilt worden, weil der
für die angekündigte Teilnehmerzahl (Kamerateam, Journalistin, Pressesprecher und wir beide) die ideale Größe hatte,
um die vorgeschriebenen Abstandsregeln einzuhalten. Auch
Frau Göring-Eckardt wirkte überrascht.

Von der AfD selbst war übrigens niemand bereit, mit mir
ein Interview über die Pflege zu führen. Alice Weidel hatte
nach langer Bedenkzeit letztendlich abgesagt. Dafür, dass ich
überhaupt in Erwägung gezogen hatte, das Gespräch mit der
AfD zu suchen, wurde ich im Netz teilweise heftig kritisiert.
Einige nannten mich »AfD-Pfleger« oder schrieben, dass
man »Nazis« keine Plattform geben dürfe. Mein Ziel war es
jedoch, die Wahlprogramme aller Parteien, die im Bundestag
sitzen, daraufhin abzuklopfen, was sie sich im Bereich der
Pflege auf die Agenda geschrieben hatten. Nach wie vor finde
ich es besser, den einen oder anderen Wähler durch kritische
Fragen an seine Parteigenossen zum Nachdenken anzuregen,
als einer demokratisch gewählten Partei aus dem Weg zu
gehen.

Witzigerweise wurde ich dann nach dem Gespräch mit
Frau Göring-Eckardt als »linksgrünversiffter Pfleger« be-

titelt. Sie selbst war von Beginn an sehr offen und humorvoll, sodass wir schnell beim »Du« landeten. Wir sprachen unter anderem über die 35-Stunden-Woche, die die Grünen gern bei vollem Lohnausgleich durchsetzen würden, das Renteneintrittsalter und das Problem der Privatisierung von Krankenhäusern, doch eine Frage interessierte mich besonders: Im November 2020 hatte eine große Berliner Klinik den Antrag gestellt, dass die Pflegekräfte während der zweiten Welle kostenfrei vor den Kliniken parken dürfen. Damit hätte man nicht nur die An- und Abreise des Personals erleichtert, sondern auch Infektionsketten in den Bussen und Bahnen verhindern können. Der Antrag wurde von der Verkehrsverwaltung, unter Führung der grünen Verkehrssenatorin Regine Günther, mit der Begründung abgelehnt, die Pflegekräfte könnten ja auch mit dem Fahrrad zur Arbeit fahren. Frau Göring-Eckardt war bestürzt über diese Entscheidung und wollte sich im Nachgang mit ihrer Parteikollegin in Verbindung setzen. Ihre Antwort steht zwar noch aus, doch das Versprechen zum Abschied, in Kontakt zu bleiben, hat sie gehalten.

Das Interview mit der Linken-Politikerin Janine Wissler fand am Rosa-Luxemburg-Platz in Berlin statt, an dem Ort, wo sich ganz zu Beginn der Pandemie die ersten Grüppchen trafen, die Zweifel an der Existenz der Krankheit äußerten. Sie ist so alt wie ich und sehr sympathisch.

Gleich zu Beginn des Gesprächs machte sie deutlich, dass ihr sehr wohl bewusst sei, dass zur Pflege mehr gehöre als die reine medizinische Betreuung: »Worte des Zuspruchs sind ja oftmals genauso wichtig wie eine Spritze. Aber man kann sie nicht abrechnen.«[4]

Genau da liegt der Hund begraben. Und so waren wir gleich mittendrin in Themen, für die sich ihre Partei stark macht: die Änderung des Finanzierungssystems von Kliniken – also weg von der Gewinnmaximierung – und die Umverteilung der entstehenden Kosten zu Lasten der Reichen.

Eines ihrer angepeilten Ziele, so sagte sie, bestehe zum Beispiel darin, das Fallpauschalensystem abzuschaffen und private Kliniken wieder in die öffentliche Hand zu überführen, zu rekommunalisieren. Als sie die Klimapolitik streifte, sprach sie von der Notwendigkeit einer Energierevolution, betonte aber: »Ich stelle mir jetzt nicht vor: Alle stehen mit Mistgabeln vorm Roten Rathaus. So ist nicht mein Revolutionsbegriff.« Schade eigentlich, dachte ich. Mal so plakativ auf den Pflegenotstand aufmerksam zu machen, würde mir auch gefallen. Wenn sich dadurch endlich etwas im Gesundheitswesen grundlegend zum Positiven ändern würde, wäre ich sofort dabei! Auch Janine Wissler und ich sprechen heute noch regelmäßig miteinander und tauschen uns über diverse Themen aus.

Die allererste Einladung zu einem persönlichen Gespräch bekam ich übrigens von Sahra Wagenknecht, ebenfalls eine Politikerin der Linksfraktion. Seit unserem ersten Gespräch im Oktober 2020 erkundigt sie sich in regelmäßigen Abständen nach der Situation und den Arbeitsbedingungen in den Kliniken und betont dabei immer, dass ich mich bei ihr melden könne, wenn ich ihre Hilfe brauche. Auch wenn wir nicht bei allen Themen einer Meinung sind, kommen wir gut miteinander klar.

Besonders gefreut hatte ich mich eigentlich auf das erneute Aufeinandertreffen mit unserem Bundesgesundheitsminister. Alle Interviewanfragen hatte der *Tagesspiegel* in meinem Namen gestellt, auch die an Herrn Spahn. Nachdem die E-Mail versendet war, kam aus seinem Büro die Anfrage, ob ich auch einem Livegespräch mit Jens Spahn auf der Social-Media-Plattform Instagram zustimmen würde. Ich sagte unter der ausdrücklichen Bedingung zu, dass das *Tagesspiegel*-Gespräch im Rahmen meiner Politikreihe trotzdem stattfindet. Dieses Gespräch wurde jedoch einige Tage später mit der Begründung gecancelt, dass es ja schon ein Interview auf seinem Instagram-Kanal mit mir gebe. Da fühlte ich mich ausgetrickst und sagte den Termin meinerseits ab.

Andere angefragte CDU-Mitglieder wie zum Beispiel Paul Ziemiak, Helge Braun, Friedrich Merz oder Armin Laschet, gaben mir nicht die Ehre. Doch wie es das Schicksal wollte, trafen der damalige Kanzlerkandidat Laschet und ich kurz vor der Bundestagswahl in einer TV-Sendung doch noch aufeinander. Leider war die Sendezeit nach einem Wimpernschlag vorbei – viel zu kurz für das, was ich zu sagen hatte, viel zu viele Teilnehmer, viel zu viele Gesprächsthemen. Laschet wirkte sehr angespannt und ausgelaugt, gleichzeitig aber professionell und interessiert.

So kam es im Laufe der Zeit zu einer ganzen Reihe von Gesprächen, die ich mit Politikern aus unterschiedlichen Lagern führen konnte. Auch wenn ich nie ein Blatt vor den Mund nahm, habe ich mich immer bemüht, unvoreingenommen zu bleiben, freundlich im Ton, aber bestimmt in der Sache.

Am Anfang war ich noch relativ blauäugig und fest davon überzeugt: Wenn sich politische Größen Zeit für meine Anliegen nehmen, wird sich auch etwas ändern. Schnell musste ich jedoch feststellen, dass die Realität anders aussieht.

Manchmal hatte ich sogar das Gefühl, nur Mittel zum Zweck zu sein. Sich Zeit für eine Pflegekraft zu nehmen, suggeriert schließlich nach außen, dass man die Probleme in der Pflegebranche tatsächlich ernst nimmt. Eine clevere Wahlkampfstrategie.

Die meisten Berufspolitiker sind Experten in Sachen Rhetorik und wissen ganz genau, wie sie eine kritische Frage umschiffen und zu ihrem Vorteil nutzen können. Wenn ich zum Beispiel fragte: »Warum haben Sie sich in den letzten Jahren nicht ausreichend für die Pflege eingesetzt?«, bekam ich selten eine klare und ehrliche Antwort, geschweige denn das Eingeständnis, auch mal einen Fehler gemacht oder etwas versäumt zu haben. Stattdessen wurde betont, wie wichtig das Thema Pflege sei und wie sehr man sich in Zukunft dafür einsetzen werde. Ausflüchte und Versprechungen, die leider in den seltensten Fällen eingehalten werden.

> Wenn eine Pandemie wie diese, in Verbindung mit den Wahlen im September, keine Veränderung herbeigeführt hat, wird sich nach den Bundestagswahlen leider erst recht nichts mehr ändern.

Wenn es wirklich um die Gesundheit der Menschen geht, wieso versucht man dann nicht mit allen Mitteln, die Missstände, die in der Pflege herrschen, zu beseitigen? Natürlich ist uns allen klar, dass Änderungen im System nicht von heute auf morgen herbeigeführt werden können. Da gibt es alte Pfründe, die wie eine heilige Kuh nicht angetastet werden sollen, und Stellschrauben, von denen die Politik genau weiß: Wenn sie da dran dreht, hat das gravierende Konsequenzen in einem anderen Bereich, die nur schwer in den Griff zu kriegen sind. Aber was könnte ein größerer Ansporn sein, endlich längst fällige Reformen auf den Weg zu bringen, als eine Pandemie? Was muss noch passieren? Wir brauchen – jetzt! – einen verpflichtenden Fahrplan zur Verbesserung der Pflegesituation, damit unsere Motivation nicht komplett versiegt. Am Ende des sehr langen Tunnels muss wenigstens ein Licht zu sehen sein, das uns die Gewissheit gibt: Da bewegt sich was zum Positiven. Momentan ist es da noch zappenduster.

Durch meine Interviews erfuhr ich ganz nebenbei auch etwas über den Berufsalltag der Politikerinnen und Politiker. Und der unterscheidet sich in mancher Hinsicht kaum von meinem. Das zeigte mir vor allem ein Treffen mit Michael Müller, dem damaligen Regierenden Bürgermeister von Berlin.

Meine erste Begegnung mit ihm hatte ich bereits vor meinem Auftritt bei der Bundespressekonferenz. »Wir müssen reden«, hieß die Sendung im Fernsehen des RBB, zu der wir im Dezember 2020 eingeladen waren. Es ging um die Situation der Pflege in Berlin und es entspann sich eine angeregte Diskussion, die leider wie so oft durch die begrenzte Sendezeit abrupt beendet wurde. Wir waren beide der Meinung, dass wir das Gespräch unter vier Augen weiterführen sollten. Und tatsächlich bot mir Herr Müller etwas später einen Termin in seinem Büro im Berliner Abgeordnetenhaus an.

Der Weg dorthin führte durch die imposante Eingangshalle des Abgeordnetenhauses – ein prunkvolles Gebäude mit schweren Teppichen und beeindruckender Kunst an den Wänden. In seinem Zimmer fiel mein Blick sofort auf den massiven Schreibtisch aus dunklem Holz. Darauf stand ein Laptop und daneben ein kleiner Teller mit einer schlichten Stulle. Die Ränder des Schinkens waren schon dunkel angelaufen und kräuselten sich. Vor lauter Terminen war Herr Müller anscheinend nicht mal zum Essen gekommen. Dieses Bild wird mir immer im Gedächtnis bleiben: der hochrangige Politiker, der im Job genauso wenig Zeit hat, von seinem Brot abzubeißen, wie ich.

Mein politisches Engagement gefiel nicht allen. So teilte mir im Oktober 2021 ausgerechnet die Klinik, in der ich nicht nur seit über drei Jahren regelmäßig eingesetzt war, sondern für die ich damals auch meinen Hund im Stich gelassen hatte, mit, dass sie mich aufgrund meiner medialen Präsenz nicht mehr buchen würde. Dabei hatte ich mir nie etwas zuschulden kommen lassen, sondern war in all den Jahren immer zur Stelle, wenn man mich brauchte, und habe die Klinik, wie jedes andere Krankenhaus auch, stets aus meiner Öffentlichkeitsarbeit herausgehalten. Monatelang habe ich mich für eine bessere Patientenversorgung und eine Verbesserung der Arbeitsbedingungen eingesetzt – immer in der festen Überzeugung, dass das auch eines der obersten Anliegen einer jeden Klinik ist. Ich kann gar nicht beschreiben, wie enttäuscht ich war.

Um zu zeigen, welche Konsequenzen es haben kann, wenn man öffentlich Missstände anprangert und ein System kritisiert, das darauf ausgelegt ist, auf Kosten von Patienten und

Personal Gewinne zu erwirtschaften, habe ich meine Sperre publik gemacht. Eine große Welle der Solidarität schwappte mir entgegen: Politiker, Ärzte und Anwälte boten mir Unterstützung an. Selbst andere Kliniken setzten sich mit mir in Verbindung und versicherten mir, dass ich bei ihnen immer willkommen sei. TV-Sender und Zeitungen baten mich um eine Stellungnahme und viele forderten mich auf, den Namen der Klinik zu nennen. Den habe ich jedoch für mich behalten. Obwohl ich sehr frustriert war, wollte ich meinen Prinzipien treu bleiben. Es geht mir nicht um einen persönlichen Rachefeldzug oder darum, eine Klinik in Verruf zu bringen. Ich glaube an Fairness und Moral und denke, dass sich beides auf lange Sicht durchsetzen wird. Wie beim Fußball: Wer unfair spielt, kriegt am Ende die rote Karte.

Kurz nach meiner Sperre hörte ich von einem TV-Format, das Prominente zeigte, die an einem Krankenhaus ein vierwöchiges Pflegepraktikum machten und dabei von einem Kamerateam begleitet wurden. »Die Herzblutaufgabe – Promis in der Pflege« heißt die in einer Berliner Klinik gedrehte Sendung. Unter Aufsicht einer examinierten Pflegekraft durften sie unter anderem bei Operationen zusehen, Drainagen ziehen, Patienten waschen und Verbände wechseln.

Die Meinungen hierzu fielen sehr unterschiedlich aus: Die einen sahen darin die Chance, die Aufmerksamkeit auf unseren Beruf zu lenken, für die anderen war es nur der Versuch, mit einem Reizthema Einschaltquoten zu generieren. Auch wenn die Dreharbeiten bereits im Frühsommer 2021 abgeschlossen worden waren, fand die Ausstrahlung genau in der Zeit statt, als die erhöhten Inzidenzwerte die vierte

Welle einläuteten. In meinen Augen eine völlig falsche Signalwirkung. Während das Besuchsrecht für diejenigen limitiert war, die ein wirklich begründetes Bedürfnis hatten, an der Seite ihrer kranken Angehörigen zu bleiben, sah man im Fernsehen Schauspieler, die sich ohne Not stundenlang im Krankenhaus aufhalten konnten.

> Lass uns mal eine kleine Gedankenreise machen: Stell dir vor, einer deiner engsten Angehörigen liegt schwer erkrankt auf der Intensivstation. Es gelten immer noch die eingeschränkten Besucherregelungen. Eine Stunde hast du also Zeit, die Hand deiner Mutter oder deiner Oma zu halten. Dann musst du die Station verlassen. Während du also schweren Herzens zur Tür rausgehst, kommt dir ein prominenter Schauspieler entgegen, dem gestattet wurde, ganze acht Stunden hier zu bleiben.

Ich kenne diese Klinik gut, etwa zur selben Zeit, als gedreht wurde, war ich dort eingesetzt. Unter meiner Aufsicht nahm eine Pflegeschülerin im dritten Lehrjahr einer Patientin auf der Intensivstation Blut ab. Dafür wurde ich im Nachhinein schwer kritisiert. Solche Tätigkeiten dürften ausschließlich von ausgebildetem Pflegepersonal durchgeführt werden. Seltsam: Die Fähigkeiten, die man der Pflegeschülerin, die kurz vor dem Examen stand, absprach, schienen bei einem

Schauspieler nach einem zweitägigen Crashkurs vorhanden zu sein.

Als im Herbst 2021 die vierte Welle anrollte, bekam ich wieder die gleichen Presseanfragen wie in den zwei Jahren zuvor: Wie sieht es auf den Intensivstationen aus? Wie geht es Ihnen und Ihren Kollegen? Wie hoch ist die Belastung für die Pflege? Meine Antworten auf diese Fragen waren ebenso unverändert wie die Gesamtsituation.

> Hat der Minister mir eigentlich auf der
> #Bundespressekonferenz zugehört?

Lediglich das Thema Impfen lieferte neuen Zündstoff für heftige Debatten. Immer wieder war von einer »Pandemie der Ungeimpften« die Rede, und auch ich wurde immer häufiger von Journalisten gefragt, ob es mich wütend mache, dass Ungeimpfte wertvolle Intensivbetten belegen.

Obwohl ich kein Experte für Impfstoffe oder Epidemiologie bin, vertrete ich die Meinung, dass die Bezeichnung »Pandemie der Ungeimpften« äußerst unglücklich gewählt ist, denn mit ihr wurde suggeriert, dass alle Geimpften sicher und nicht mehr Teil des Infektionsgeschehens seien. So wurde die Impfung oft mit dem Sicherheitsgurt eines Autos verglichen: sich nicht impfen zu lassen, sei wie Auto fahren ohne Gurt. Um bei diesem Beispiel zu bleiben: Bei Glatteis würde wohl auch niemand mit überhöhter Geschwindigkeit eine enge Kurve nehmen, nur weil er angeschnallt ist. Warum muss er dann in einem Menschengewühl dicht an dicht und

ohne Maske Karneval feiern oder in vollbesetzten Fußball-
stadien mitfiebern? Für mich steht fest: Die Impfung entbin-
det uns nicht von der hohen Verantwortung, die jeder Einzelne in dieser Zeit trägt. Und was die Wut auf ungeimpfte
Patienten anbelangt, habe ich eine ganz klare Haltung, die
sich mit der Präambel des »ICN-Ethikkodex für Pflegende«[5]
deckt:

»Pflegende haben vier grundlegende Aufgaben: Gesundheit zu fördern, Krankheit zu verhüten, Gesundheit wieder-
herzustellen, Leiden zu lindern. Es besteht ein universeller
Bedarf an Pflege. Untrennbar von Pflege ist die Achtung der
Menschenrechte, einschließlich kultureller Rechte, des Rechts
auf Leben und Entscheidungsfreiheit, auf Würde und auf res-
pektvolle Behandlung. Pflege wird mit Respekt und ohne
Wertung des Alters, der Hautfarbe, des Glaubens, der Kultur,
einer Behinderung oder Krankheit, des Geschlechts, der sexu-
ellen Orientierung, der Nationalität, der politischen Einstellung, der ethnischen Zugehörigkeit oder des sozialen Status
ausgeübt. [...]«

Ich habe schon alle möglichen Personen gepflegt – Kinder-
schänder, Vergewaltiger und Leute, die unter Alkoholeinfluss
andere totgefahren haben. Ich wurde auch von solchen Patienten schon bedroht, bespuckt und geschlagen. Es wäre ge-
logen zu behaupten, dass ich all das moralisch nicht bewerte
oder es mich innerlich kaltlässt. Aber es ist nicht meine Aufgabe, Taten oder Fehlverhalten anzuklagen oder zu verurtei-
len, denn ich bin weder Richter noch Staatsanwalt, sondern
Krankenpfleger. Professionell zu pflegen heißt, alle Patienten
gleich zu behandeln. Sollte mir das in einem bestimmten Fall
aus irgendeinem Grund nicht gelingen, muss ich die Betreu-

ung einem anderen Kollegen übertragen. Wenn ich das nicht kann, habe ich den falschen Beruf. Die Frage, ob sich ein Patient hat impfen lassen oder nicht, ist für meine pflegerische Arbeit unerheblich. Für mich liegt in dem Moment ein Mensch vor mir, der Hilfe braucht.

Insofern empfinde ich die Tatsache, dass dieses Thema die Gesellschaft weiter gespalten hat, als zusätzliche Belastung. Man zieht nicht an einem Strang, um gemeinsam bestmöglich über diese Zeit zu kommen, sondern beschimpft und blockiert sich gegenseitig.

> Ich habe das Gefühl, dass seit #corona der Wertekompass in vielen Bereichen völlig aus den Fugen geraten ist.

IN WELLEN GRÜSST DAS MURMELTIER

Es ist Anfang Dezember 2021, und während ich hier sitze und diese Zeilen tippe, ist die vierte Welle bereits in vollem Gange. In den letzten Wochen sind die Inzidenzzahlen explodiert, das ist fatal, denn uns stehen viel weniger Intensivpflegekräfte zur Verfügung als noch vor einem Jahr – laut dem Präsidenten der Deutschen Interdisziplinären Vereinigung für Intensiv- und Notfallmedizin, Uwe Janssens, 3500 bis 4000. Viele sind nicht primär wegen der schlechten Bezahlung gegangen, sondern weil sie einfach nicht mehr konnten.

In einer Pressekonferenz betonte Herr Spahn sehr deutlich, dass die Veränderungen in der Pflege einem Marathon gleichen werden. Dumm nur, dass die Läufer schon jetzt keine Puste mehr haben! Es ist wie beim Staffellauf, nur dass keiner mehr da ist, um den Stab zu übernehmen. Somit läuft eine Pflegekraft für zwei.

Alle Pflegekräfte in der Klinik sowie in der Ambulanten- und der Altenpflege arbeiten schon seit vielen Jahren an der Belastungsgrenze und nicht selten darüber hinaus. Corona hat die letzten Reserven aufgebraucht und viele sind emotional und körperlich am Ende. Es sind unsere Empathie, unsere soziale Kompetenz und unsere Menschlichkeit, die es uns schwer machen, Nein zu sagen. Doch diese Mixtur aus Verantwortungsgefühl und Fürsorgebereitschaft führt dazu, dass wir schon viel zu lange ein auf Knappheit und Ausbeutung zugeschnittenes System aufrechterhalten und uns emotional erpressbar machen. Fast immer besteht ein Ungleichgewicht zwischen der Pflege, die leistbar ist, und der Pflege, die notwendig wäre. Ist ein Dienst personell so unterbesetzt, dass eine Gefährdung von Patienten nicht ausgeschlossen werden kann, hat jede Pflegekraft das Recht und sogar die Pflicht, eine Überlastungsanzeige zu schreiben, um den Arbeitgeber auf die Gefahr hinzuweisen und ihm die Gelegenheit zu geben, entsprechend gegenzusteuern. So ist die Theorie.

> All die Versäumnisse der letzten Jahre werden jetzt wieder auf dem Rücken derer ausgetragen, die ein marodes System zum Wohle der Patienten bisher aufrechterhalten haben.

In der Praxis sieht das leider oft anders aus: Gefährdungsanzeigen sind bei einigen Vorgesetzten nicht gerne gesehen. Nicht selten müssen sich Pflegekräfte für diesen Hilferuf rechtfertigen oder es wird unterstellt, dass sie der täglichen Arbeitsbelastung nicht gewachsen sind. Manchmal wird sogar zum Berufswechsel geraten. Die wahren Probleme werden dabei unter den Teppich gekehrt. Dass es auch Kliniken gibt, die damit verantwortungsvoll umgehen und alles in ihrer Macht Stehende tun, um die Arbeitsbelastung ihrer Mitarbeiter zu reduzieren und eine Gefährdung der Patienten bestmöglich auszuschließen, möchte ich nicht unerwähnt lassen. Dennoch ist es kein Wunder, dass mittlerweile immer mehr Pflegekräfte ihren Beruf komplett an den Nagel gehängt haben. »Meine Motivation ist mit meinen Patienten gestorben. Ich möchte nicht mehr in diesem Job arbeiten«, waren die Worte einer verzweifelten Kollegin am Ende der dritten Welle.

Das ist bitter – für die Kollegin, aber auch für uns und die Patienten, denn sobald jemand hinwirft, verschärft sich die so schon kritische Lage nochmal mehr. Ohne die angeworbenen ausländischen Pflegekräfte, die die miserablen Arbeitsbedingungen eher hinnehmen als ihre deutschen Kollegen, sähe die Lage noch viel düsterer aus. Aber sie können nicht die Lösung für unser Problem sein. Wir schlendern über die Weltmärkte und kaufen uns das Personal ein, das wir brauchen. Damit machen wir es uns zu einfach. Die Länder, aus denen diese Menschen kommen, sind ebenso auf Fachkräfte angewiesen wie wir, und die meisten von ihnen leiden wie wir unter einem Fachkräftemangel. Der Pflegenotstand ist schließlich kein typisch deutsches Phänomen.

Was dazukommt: Obwohl ausländische Arbeitskräfte in der Regel einen Sprachkurs besucht und ein bestimmtes Sprachniveau erreicht haben müssen, bevor sie in deutschen Krankenhäusern zu arbeiten beginnen, haben sie oft Schwierigkeiten, die ärztlichen Anordnungen ganz genau zu verstehen sowie dem nachfolgenden Dienst alle notwendigen Informationen verständlich weiterzugeben. Das kann zu Verzögerungen im Stationsablauf, im schlimmsten Fall zu Behandlungsfehlern führen.

Wie dramatisch es um die Situation der Pflegekräfte in Deutschland steht, zeigt eine Ende des Jahres 2021 veröffentlichte Studie.[6] Erstellt hat sie Johannes Gräske, Professor für Klinische Pflegeforschung, mit Kolleginnen und Kollegen von der Alice-Salomon-Hochschule Berlin. Im Rahmen ihrer Untersuchung befragten sie im Mai 2021 insgesamt knapp zweitausendsiebenhundert deutsche Pflegekräfte, wie sie ihre eigene Arbeitsfähigkeit und berufliche Zufriedenheit während der Corona-Pandemie einschätzen. »Wir haben gemessen, was die Pflegekräfte an Aufwand betreiben müssen und welche Belohnung sie dafür bekommen«, sagt Studienleiter Gräske. Dabei wurde Belohnung nicht nur unter finanziellem Aspekt betrachtet, sondern schloss auch Wertschätzung und Arbeitsbedingungen mit ein. Kurz: Man wollte von den Pflegekräften wissen, inwieweit sie glauben, dass sie auch das herausbekommen, was sie an Kraft, Zeit und Nerven investieren. Unmittelbar damit verbunden war die Frage, wie oft die Pflegekräfte darüber nachdenken, den Beruf zu wechseln. »Wenn jemand das mindestens einmal im Monat tut«, so Gräske, »ist das schon keine Ausnahme mehr, sondern regelmäßig.« Wie sich herausstellte, war dies bei rund vierzig Prozent der Befragten der Fall.

> Seit Corona muss jeder Mitarbeiter im Gesundheitswesen, angefangen von den Ärzten über Pflegepersonal und Therapeuten bis hin zum Reinigungstrupp noch eine große Schippe drauflegen.

Tausende haben den Schritt vom Darübernachdenken zur tatsächlichen Kündigung schon vollzogen, sie gilt es wieder zurückzugewinnen. Dass dies grundsätzlich möglich wäre, zeigt eine Befragung, die die Arbeitnehmerkammer zusammen mit der Uni Bremen durchgeführt hat.[7] Ihr zufolge wären bei verbesserten Arbeitsbedingungen und spürbarer Wertschätzung mehr als fünfzig Prozent der ausgestiegenen Pflegekräfte bereit, in ihren Beruf zurückzukehren. Eine Teilnehmerin gab an, es sei der »einzig echte, wertvolle Job, den ich im Leben gemacht habe« – eine Empfindung, die sie mit vielen ihrer Kolleginnen und Kollegen teilt.

Ausgerechnet in dieser prekären Situation ist die Anzahl der betreibbaren Intensivbetten, das heißt der Betten, die belegt werden können, weil es eine Pflegefachkraft gibt, die zeitlich dazu in der Lage ist, die Patienten darin auch zu betreuen, auf ein Rekordtief gesunken[8] – mit der Konsequenz, dass das sogenannte Kleeblatt-System, ein länderübergreifender, in alle Himmelsrichtungen der Republik führender Patiententransport, »aktiviert« werden musste. Hierbei werden intensivpflichtige Patienten überregional in andere Bundesländer verlegt, um so in den überlasteten Regionen freie Kapazitäten für Notfälle aufrechtzuerhalten. Für den Transport stehen unter anderem speziell ausgestattete Intensivtransportwagen, Hubschrauber und sogar ein für medizinische Evakuierungen ausgerüstetes Transportflugzeug der Bundeswehr zur Verfügung. Intensivpatienten in eine andere Klinik zu verlegen ist nicht nur mit einem enorm hohen organisatorischen Aufwand verbunden, sondern bindet auch speziell ausgebildetes Rettungspersonal und Notfallmediziner. Aber es ist ein Versuch, die in letzter Zeit häufig diskutierten Triageszenarien zu umgehen.

Der Begriff »Triage«, der seit der Pandemie auch der breiteren Bevölkerung vertraut ist, stammt aus dem Französischen und bedeutet nichts anderes als Auswahl oder Sichtung. Wenn es bei Ressourcenknappheit dazu kommt, dass entschieden werden muss, welcher intensivpflichtige Patient intensivmedizinisch behandelt wird und welcher nicht, gilt das Mehraugenprinzip. Mindestens zwei Intensivmediziner prüfen zusammen mit Pflegern und eventuell noch zusätzlichem Fachpersonal, bei wem die Überlebenschancen größer sind. Die haben mit dem Alter nichts zu tun: Die Aussicht

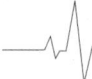
auf Heilung ist bei einem 70-Jährigen, der vor seiner Erkrankung bei bester Gesundheit und körperlich absolut fit war, unter Umständen eher gegeben als bei einem 50-Jährigen mit gravierenden Vorerkrankungen. Wenn eine weitere Behandlung aussichtslos ist, wird der Patient auf einer Palliativstation versorgt und betreut.

Eine Form von »Triage« findet aber auch im ganz normalen medizinischen Alltag statt, nämlich immer dann, wenn in der Notaufnahme Patienten nach dem Schweregrad ihrer Krankheit oder Verletzung eingestuft werden und entschieden wird, wer am dringendsten und somit zuerst behandelt werden muss. Dass lebensbedrohliche Notfälle wie ein frischer Herzinfarkt Vorrang vor einer gebrochenen Nase haben, ist klar, aber es gibt natürlich auch Grenzfälle, bei denen es schwieriger ist, eine »Rangordnung« herzustellen.

Auch auf der Intensivstation gibt es die sogenannten Joker – so nennen wir Patienten, deren Gesundheitszustand es am ehesten zulässt, auf eine andere Station oder einen provisorischen Intensivbettenplatz, etwa den Aufwachraum eines OPs, verlegt zu werden, um an ihrer Stelle einen akut lebensbedrohten Patienten aufnehmen zu können.

In der Pflege führt der Personalmangel immer häufiger dazu, dass man bei der Betreuung seiner Patienten Prioritäten setzen und diejenigen Pflegeleistungen vorziehen muss, ohne die es zu schwerwiegenden gesundheitlichen Schäden kommen würde. So kann auf Teile der Körperpflege, wie das Waschen, verzichtet werden, aber nicht auf das Lagern eines bettlägerigen Patienten, der sich sonst in kürzester Zeit wundliegen würde. Ständig muss ich mich fragen: Welcher meiner Patienten kann warten und welcher benötigt meine Aufmerksamkeit sofort? Der Patient, der ganz dringend um ein Schmerzmedikament bittet, oder die Demenzerkrankte, die gerade über das Bettgitter klettert und zu stürzen droht? Wer kann heute noch auf eine bestimmte pflegerische Tätigkeit verzichten und bei wem kann sie nicht länger aufgeschoben werden?

Ich erinnere mich an einen Patienten, der klingelte, als ich gerade zu einer Patientin im Nachbarzimmer eilte, die keine Luft mehr bekam. Als wir mit der Intubation fertig waren und die Frau sich am Beatmungsgerät stabilisiert hatte, ging ich sofort zu ihm und fragte, wie ich helfen könne. Er war extrem verärgert darüber, dass seine Wasserflasche leer war und er nun schon seit über einer halben Stunde darauf wartete, dass sie wieder gefüllt wurde. Noch komplett unter Adrenalin bat ich ihn um Verständnis und erklärte, dass wir nebenan gerade um das Leben einer jungen Frau gekämpft hatten. »Das ist mir doch egal«, erwiderte er, entschuldigte sich allerdings kurz darauf für seine Entgleisung.

Oder an die verwirrte ältere Dame, die um Hilfe rief und die ich ebenfalls nur vertrösten konnte, weil ein anderer Patient dringend in den OP gebracht werden musste. Als ich wieder auf Station war und zu der Patientin ins Zimmer kam, rief sie immer noch um Hilfe. Sie hatte Durchfall und lag bereits bis zum Nacken in ihren Stuhlausscheidungen. Wieder mal war unser Dienst hoffnungslos unterbesetzt.

Nach mehr als zehn Jahren Intensivpflege und drei Pandemiewellen dachte ich, dass ich eigentlich schon alles, was möglich war, gesehen hätte. Aber es gibt immer wieder Fälle, die mich überraschen. Es war ein Frühdienst. Einer meiner ersten Covid-19-Patienten, den ich in der vierten Welle betreute, war in der Nacht zuvor mit der Diagnose Zwölffinger-darmgeschwür eingeliefert worden, Nebendiagnose: Corona. Durch die Notoperation erlitt er einen hohen Blutverlust, noch im Operationssaal musste er zwei Mal reanimiert werden. Anschließend kam er beatmet zu uns.

Als ich ihn übernahm, schien er auf den ersten Blick halbwegs stabil zu sein. Weit gefehlt. Kurz danach fiel sein Blutdruck erneut rapide ab. Ich musste die blutdrucksteigernden Medikamente massiv erhöhen und er bekam eine Blutkonserve nach der anderen. Irgendwann hob ich die Bettdecke, um nach der OP-Wunde zu schauen. Der operierte Bauch war nicht vernäht worden, stattdessen hatten die Ärzte eine Vakuumtherapie angewendet, kurz VAC. Dabei wird ein spezieller Schaumstoff auf die Wunde gelegt und mit einer Folie abgedichtet, während eine Maschine das austretende Blut und die Wundflüssigkeiten absaugt. Der Bauch war so stark aufgebläht, dass ich einen Arzt zu Hilfe rief. Kaum hatte dieser den VAC entfernt, trat auch schon der Darm hervor. So etwas hatte ich in all den Jahren noch nie gesehen. Der Chirurg schob die Gedärme einfach wieder in die Bauchhöhle, die er dann mit sogenannten Bauchtüchern ausstopfte, um die Blutung zu stoppen. Zum Schluss wurde der VAC wieder auf die offene Wunde aufgelegt und erneut mit Folie abgedichtet.

Dieser Patient erforderte meine permanente Anwesenheit: Ständig musste ich Infusionen und Medikamente wechseln. Im Laufe der Schicht bekam er Blutkonserven und Blutgerinnungsmittel im Wert eines Kleinwagens verabreicht, doch bis zum Schluss hatte er sich nicht stabilisiert, und sein Leben stand auf Messers Schneide. Ich schaffte es nicht ein einziges Mal, nach dem anderen Patienten zu sehen, für den ich ebenfalls zuständig war. Zum Glück hatte ihn mir eine Kollegin abgenommen, die zu dem Zeitpunkt noch in der Einarbeitung war.

Diese Liste ließe sich unendlich fortführen. Sie zeigt, dass man auch beim besten Willen nicht allen Patienten gleichermaßen gerecht werden kann und die Gesundheitsversorgung immer nur so gut ist, wie es die Ressourcen zulassen. Die steigende Anzahl der Corona-Patienten auf den Intensivstationen engt den Handlungsspielraum von Tag zu Tag mehr ein, und ich hoffe, dass wir nie in die Situation kommen werden, in der ein Mensch sterben muss, der unter anderen Umständen hätte gerettet werden können. Das wäre eine Katastrophe, eine ganz grausige Vorstellung.

In Wellen grüßt das Murmeltier. Doch in jeder Welle ist der Notstand schlimmer als in der davor. Wir schwitzen immer noch unter unseren Kasacks, die Medien stellen immer noch die gleichen Fragen. Und die Politik schaut immer noch tatenlos zu. Ich schließe hiermit eine weitere Wette ab: Wenn alles so weiterläuft wie bisher und wir es als Gesellschaft nicht schaffen, wieder mehr aufeinander zu achten, dann war Corona erst der Anfang. Wer weiß, was dann kommt?

5

WAS MICH UMTREIBT

Ich habe nun auf den zurückliegenden Seiten berichtet, wie ich in den Pflegeberuf kam, wie ich mich einarbeitete, welche Rückschläge, Konflikte, aber auch Erfolge ich hatte. Trotz aller bestehenden Nachteile und Mängel kann ich meinen Beruf noch immer empfehlen. Die Arbeitsbedingungen lassen wahrlich zu wünschen übrig, aber es ist ein Beruf, in dem es nie eintönig wird, weil man die verschiedensten Fachbereiche kennenlernen kann, und vor allem: in dem man anderen helfen kann. Im Krankenhaus kommen Menschen auf die Welt und verlassen sie wieder. Wo sonst hat man das ganze Leben vor Augen?

Wer sich für den Pflegeberuf entscheidet, sollte auf jeden Fall einfühlsam sein, im Team arbeiten und Kritik annehmen können – auch wenn sie einem manchmal recht unsanft vor den Latz geknallt wird. Und er sollte Fehler eingestehen kön-

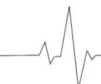

nen. Wer diese Grundvoraussetzungen mitbringt, kann in dem Beruf seine Erfüllung finden.

Für mich ist es immer noch mein Traumberuf. Aber nicht mehr um jeden Preis. Ich bin nicht mehr bereit, alles hinzunehmen. Und weil das für viele meiner Kolleginnen und Kollegen gilt, weil viele bereits abgewandert sind und sich einen anderen Job gesucht haben, fehlen in Deutschland immer mehr Pflegefachkräfte. Damit unser Beruf wieder so attraktiv wird, dass ihn junge Menschen ergreifen wollen, muss sich einiges ändern.

Natürlich ist mir klar, dass man da nicht einfach einen Schalter umlegen kann, aber man kann sich kurz-, mittel- und langfristige Ziele setzen. Wenn man nicht endlich irgendwo anfängt, bleibt alles auf ewig beim Alten. Ich habe mich lange damit beschäftigt, an welchen Stellschrauben man drehen müsste. Für manches, speziell im zwischenmenschlichen Bereich, könnten wir Pflegekräfte selbst eine Lösung finden, manches könnte allein mit der Bereitschaft umzudenken behoben werden. Und manches kommt womöglich einem Systemsturz gleich. Aber genau den brauchen wir.

> Wir fordern Veränderungen. Jetzt!
> Kein Rumgeschwafel mehr!

Zwar wurden in den letzten Jahren eine ganze Reihe von Gesetzen erlassen, die die Bedingungen in der Pflege verbessern sollten, aber die Mühlen mahlen langsam, und der Weg von der Theorie in die Praxis ist weit. Der Koalitionsvertrag, den die neue Bundesregierung vorgelegt hat, umfasst insgesamt einhundertsiebenundsiebzig Seiten. Gerade einmal magere sieben (!) Seiten davon sind dem Bereich »Pflege und Gesundheit« gewidmet, der in das Kapitel »Respekt, Chancen und soziale Sicherheit in der modernen Arbeitswelt« integriert ist. Inwieweit man daran die Bedeutung ablesen kann, die der Pflege beigemessen wird, mag jeder für sich selbst beurteilen.

Unter anderem hat die neue Regierung angekündigt, einen Pflegebonus von einer Milliarde Euro bereitzustellen und dabei die Steuerfreiheit auf dreitausend Euro pro Person anzuheben. Das mag im ersten Moment gut klingen, aber als was soll ich das verstehen? Als Motivationshilfe oder als Schweigegeld? Ein Bonus hat jedenfalls keinen nachhaltigen Effekt. Er holt kein verlorenes Personal zurück und hält niemanden dauerhaft im Job.

Und das ist das eigentliche Problem. Denn mit jeder Pflegekraft, die den Beruf verlässt, erschweren sich die Bedingungen für diejenigen, die bleiben. Die zu leistende Arbeit verteilt sich auf immer weniger Schultern. Ganz abgesehen davon, dass neues Personal, so es sich überhaupt findet, ja erst mal ausgebildet werden muss. Momentan sieht es ganz danach aus, als müssten wir diese Zeit allein mit der Hoffnung überbrücken, dass sich im einen oder anderen Punkt trotz der reichlich vagen Formulierungen in dem Vertrag doch etwas zum Besseren wandelt. Ich hab mir schon mal ein paar zusätzliche Gedanken gemacht:

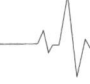

TRAUT UNS ETWAS ZU!

Offiziell gelten wir als »Pflegefachkräfte«, und auch die neue Berufsbezeichnung »Pflegefachmann« und »Pflegefachfrau« drückt genau das aus, was wir sind: Fachleute in der pflegerischen Versorgung von Patienten. Wir haben uns durch unsere Ausbildung umfassende Expertise unter anderem in den Bereichen Anatomie, Physiologie, Krankheitslehre, Pharmakologie und Hygiene angeeignet. Wir betreuen, beraten und pflegen Kranke und Pflegebedürftige, assistieren bei Untersuchungen, Behandlungen und operativen Eingriffen, versorgen jede Art von Wunden, verabreichen ärztlich angeordnete Medikamente und geben Infusionen. Wir sind diejenigen, die zuerst bemerken, wenn sich der Gesundheitszustand eines Patienten zum Positiven oder Negativen verändert, und ergreifen in einer Notfallsituation die ersten lebensrettenden Maßnahmen. Eine geschulte Pflegekraft erkennt beispielsweise bei einem Schädelhirntrauma-Patienten durch eine gezielte Kontrolle der Pupillen, wenn der Hirndruck steigt und der Arzt informiert werden muss. Sie weiß, dass simple Hausmittel manchmal unmittelbarer helfen als klassische Medikamente, und senkt die erhöhte Körpertemperatur beziehungsweise das Fieber auch mal durch eine kühle Körperwaschung mit Pfefferminzöl oder Wadenwickel. Oder macht unter Umständen durch Empathie und gutes Zureden ein Beruhigungsmittel gänzlich überflüssig.

Trotzdem genießt der Pflegeberuf hierzulande kein überaus hohes Ansehen. Ein Imagewechsel ist dringend erforderlich, denn Begriffe wie »Urinkellner« sind heute noch in vielen Köpfen präsent, Bekundungen wie »Das könnte ich nicht machen« gang und gäbe. Wir wollen aber nicht bedauert, sondern anerkannt werden. Auch die Art und Weise, wie wir die Pflege, die wir unseren Patienten angedeihen lassen, dokumentieren müssen, macht deutlich, dass unsere Expertise nicht ausreichend gewürdigt wird und man nicht darauf vertraut, dass wir wissen, was wir zu tun haben. Die Dokumentation dient nämlich schon lange nicht mehr dazu, wofür sie ursprünglich gedacht war: zu erfassen, welche Pflegemaßnahmen für den jeweiligen Patienten geplant sind, durchgeführt werden müssen und auch tatsächlich stattgefunden haben. Statt davon auszugehen, dass jede Pflegekraft ihre Tätigkeiten bedarfs- und fachgerecht ausübt, muss zu Abrechnungszwecken und zum Schutz vor haftungsrechtlichen Konsequenzen jedes noch so kleine Detail penibel erfasst werden. Frei nach dem Motto: »Was nicht dokumentiert ist, wurde nicht erledigt!«

Hierzu ein Beispiel: Bei einem bettlägerigen Patienten, der von Pfleger Max und Schwester Mustermann betreut wird, kommt es zu Liegestellen, auch Dekubitus genannt. Da die Angehörigen dem Krankenhaus deshalb mit einer Klage drohen, wird in der Dokumentation nachgesehen, ob der Patient regelmäßig umgelagert wurde. Pfleger Max hat dies vor lauter Zeitdruck nicht geschafft, es aber trotzdem als durchgeführt eingetragen. Schwester Mustermann hingegen hat den Patienten ordnungsgemäß gelagert, es dann aber nicht mehr geschafft, die Lageveränderung zu dokumentieren. Am Ende ist sie es, die zur Rechenschaft gezogen wird – denn es zählt nur das, was schriftlich festgehalten ist. (Stichwort

Dekubitus: Wird ein Patient von der einen Klinik in die andere verlegt, muss der Zustand seiner Haut sogar mit Fotos belegt werden, um im Zweifelsfall beweisen zu können, dass man für wundgelegene Stellen nicht verantwortlich ist.) Der Dokumentationswahnsinn geht so weit, dass häufig sogar angegeben werden muss, ob das linke, das rechte oder gar beide Augen gesäubert wurden und, wenn ja, wie: mit Kochsalzlösung oder Wasser? Gleiches gilt für die Nasenlöcher und die Ohren, für die Rasur (nass oder trocken?) und das Eincremen der Haut (mit welcher Lotion?).

Das sind nur wenige von unzähligen Beispielen. Aber sie machen zweierlei deutlich: zum einen, dass einer staatlich examinierten Pflegekraft nicht zugetraut wird, den Pflegebedarf eines Patienten oder Bewohners zu beurteilen, die pflegerischen Maßnahmen darauf auszurichten und sie fachgerecht durchzuführen. Und zum andern, dass die Sorge der Krankenhausleitung, eventuell rechtlich belangt werden zu können, über allem anderen steht. Würde sich die Dokumentation nicht in bürokratischen Details verlieren, sondern auf grundpflegerische Maßnahmen konzentrieren, bliebe einiges an Zeit übrig, die man dann für die wirklich wichtigen Dinge einsetzen könnte. Ein Maurer muss ja auch nicht aufschreiben, ob er zum Anrühren des Mörtels eine rote oder grüne Kelle benutzt hat. Wenn wir also wirklich Fachkräfte sind, dann sollten wir auch so behandelt werden. Mit Respekt und mit Vertrauen in unsere Fähigkeiten.

Viel sinnvoller als eine Dokumentation, in der jeder Handgriff detailliert festgehalten wird, wäre speziell in der Intensivpflege zum Beispiel ein Komatagebuch. Die Idee dazu stammt ursprünglich aus Skandinavien, einige wenige deutsche Kliniken haben sie übernommen. Was hat es damit auf sich?

Etliche Patienten auf einer Intensivstation befinden sich aufgrund der Schwere ihrer Verletzung im Koma oder müssen durch Narkosemittel künstlich in diesen veränderten Bewusstseinszustand gebracht werden – nicht nur, um sie beispielsweise intubieren und beatmen zu können, sondern auch um Schmerzen weitestgehend auszuschalten und den Körper zu entlasten.

Wie tief ein Patient sediert werden muss, hängt von der jeweiligen Verletzung oder der Erkrankung ab. Es ist aber immer das Ziel, die Narkose möglichst flach zu halten, um eventuelle Nebenwirkungen zu minimieren, den Heilungsverlauf zu beschleunigen und das spätere Aufwachen zu erleichtern. In diesem Zustand ist das Bewusstsein des Patienten beeinträchtigt, aber nicht komplett ausgeschaltet. Fremde Stimmen, das Piepsen der Überwachungsmonitore, unbekannte Gerüche, grelles Licht und plötzliche Berührungen aus dem Nichts nimmt er nur bruchstückhaft wahr, die Grenzen zwischen Realität und Traumwelt verschwimmen, Geträumtes wird für wahr und Wahres für geträumt gehalten.

Wenn nach der Akutphase die Narkosemittel reduziert werden und die Patienten langsam aufwachen, beobachte ich bei allen das Gleiche: diesen schockierten und irritierten Gesichtsausdruck, wenn ich ihnen mitteile, dass sie bereits seit mehreren Tagen, Wochen oder sogar Monaten auf der Intensivstation liegen. Viele haben Schwierigkeiten, in der Wirklichkeit anzukommen, weil es für sie unmöglich ist, die fehlende Zeit aus den Bruchstücken ihrer Wahrnehmung zu rekonstruieren und das, was sie erleben, richtig einzuord-

nen. Das führt nicht selten dazu, dass sie ein Delirium entwickeln – einen akuten Verwirrtheitszustand, unter anderem
begünstigt durch den Entzug der Schmerz- und Betäubungs-
mittel oder einen gestörten Tag-und-Nacht-Rhythmus.

Seit Corona spielen auch noch andere Faktoren eine nicht
zu unterschätzende Rolle: fehlender oder sehr kurzer Besuch
durch Angehörige sowie Isolation. Alle Personen, mit denen
sie zu tun haben, tragen eine Maske und Schutzkleidung,
nicht nur die Ärzte und Pfleger, sondern auch die engsten
Verwandten, die sie daher vielleicht gar nicht auf Anhieb erkennen. Die Geräusche, von denen sie umgeben sind, sind
ihnen nicht vertraut. Viele Betroffene vergleichen diesen Zustand, der nach neuesten Erkenntnissen für spätere kognitive
Störungen verantwortlich gemacht wird, oftmals mit dem
Erleben eines Albtraumes. Sie halluzinieren und glauben beispielsweise, gefährliche Tiere zu sehen oder entführt worden
zu sein.

Patienten, die die Intensivstation verlassen, müssen sich
also nicht nur körperlich von einer schweren Erkrankung erholen, sondern sind auch mental vor die Herausforderung
gestellt, die beängstigenden Eindrücke zu verarbeiten und
die Zeit, die für sie auf immer verloren ist, so gut es geht auf-
zuarbeiten.

Stünde ihnen jetzt ein von Ärzten, Pflegern, Angehörigen
und Freunden geführtes Intensiv- und Komatagebuch zur
Verfügung, das sie dabei unterstützt zu verstehen, was seit
ihrer Einlieferung mit ihnen geschehen ist, könnten sie das
Bild, das abrupt zerbrochen ist, langsam wieder zusammen-
setzen. Das medizinische Personal hätte in einem solchen
Tagebuch gemeinsam mit den Familienangehörigen festge-

halten, wieso der Patient in das Krankenhaus eingeliefert wurde, welche täglichen Fortschritte er gemacht hat, welche Untersuchungen durchgeführt wurden, wer zu Besuch kam und was sich während seiner Abwesenheit im privaten Umfeld ereignet hat. Kinder oder Enkelkinder könnten Bilder einkleben oder selber malen.

Aufgrund der täglichen Berichte könnte der Patient so nicht nur einen Teil seiner Gedächtnislücken schließen und ein Stück seiner abhandengekommenen Zeit zurückgewinnen, sie würden ihm auch helfen zu unterscheiden, welche seiner Erinnerungsfetzen Einbildung sind und welche der Realität entsprechen. Gleichzeitig käme das Tagebuch auch den Angehörigen bei der Bewältigung dieser schweren Phase zugute und wäre für beide Seiten ein wichtiges Werkzeug zur Verarbeitung der Ereignisse. Keine noch so kleinteilige Dokumentation kann das ersetzen.

STÄRKT UNS!

Es gibt kaum etwas Erfüllenderes, als kranken Menschen zu helfen. Und doch ist der Beruf nicht attraktiv genug. Was müsste passieren, dass er es wird?

Meine Wunschliste ist lang. Auf ihr steht eine Reihe von Punkten, die nicht neu sind, aber mit jedem Monat, in dem sie nicht angegangen werden, an Brisanz zulegen, sowie manches, das weniger im öffentlichen Blick, aber genauso wichtig ist.

Beginnen wir mit dem Naheliegenden: Um die Arbeitsbelastung der Pflegenden zu reduzieren beziehungsweise eine
Überlastung zu verhindern, müsste zunächst einmal die Wo-
chenarbeitszeit gesenkt werden, von vierzig auf fünfunddrei-
ßig Arbeitsstunden bei vollem Lohnausgleich. Zudem müsste
es flexiblere, familientaugliche Dienstpläne geben, die es
allen Pflegekräften ermöglichen, ihr Berufs- und Privatleben
in Einklang zu bringen. Die viel zitierte Work-Life-Balance
hat in unserer Branche nämlich gewaltig Schlagseite. Und ja:
Zwar kann man Zufriedenheit nicht kaufen, aber auch die
Gehälter müssten angehoben werden – in der Pflege insgesamt, nicht nur in der Intensivpflege, sondern ebenfalls in
den Alten- und Pflegeheimen. »Was nichts kostet, ist nichts
wert«, heißt es, das bedeutet im Umkehrschluss doch nichts
anderes als: Wenn unsere Arbeit nicht angemessen bezahlt
wird, wird sie offenbar auch nicht als wertvoll angesehen.
Und schließlich: Da viele Pflegekräfte aufgrund des Schicht-
dienstes und der hohen physischen und psychischen Belastung ihren Beruf gar nicht bis zum regulären Renteneintritts-
beginn ausüben können, sollte die Möglichkeit geschaffen
werden, ohne finanzielle Einbußen bereits mit sechzig Jahren
oder früher in den Ruhestand gehen zu können – so wie es
etwa für diverse Dienstgrade der Bundeswehr möglich ist.

Von ganz entscheidender Bedeutung nicht nur für uns
Pflegekräfte, sondern in der Konsequenz auch für unsere
Patientinnen und Patienten sind verlässliche Personalunter-
grenzen in allen Fachrichtungen. Laut den »Empfehlungen
zur Struktur und Ausstattung von Intensivstationen« der
Deutschen Interdisziplinären Vereinigung für Intensiv- und
Notfallmedizin (DIVI)[1] aus dem Jahr 2010 (!) sollte eine

Pflegekraft auf einer Intensivstation höchstens zwei Patienten versorgen müssen. In besonders schweren Fällen – etwa bei Patienten, die großflächige Verbrennungen erlitten haben oder an eine ECMO angeschlossen werden müssen – sowie wenn mehr als zwei Drittel der Patienten beatmet werden oder eine Dialyse erhalten, sollte »eine erhöhte Präsenz von Pflegepersonal bis zu einer Pflegekraft pro Bettenplatz pro Schicht« gewährleistet sein. Das bedeutet: eine Eins-zu-eins-Betreuung.

Diese Überlegungen kommen dem tatsächlichen Bedarf schon sehr nahe, blieben aber leider das, was sie von Anfang an waren: Empfehlungen. Denn seit Jahren können sich Krankenkassen und Krankenhäuser nicht auf einen gemeinsamen Schlüssel einigen. Da kein Ergebnis in Sicht war, machte das Gesundheitsministerium Ende 2018 schließlich selbst Vorgaben. Die von Jens Spahn festgelegten Personaluntergrenzen[2] gelten nun seit 1. Januar 2021. Sie sehen unter anderem vor, dass eine Intensivpflegekraft in einer Nachtschicht drei und am Tag zwei Patienten zu betreuen hat. Aus Mangel an qualifiziertem Personal und um Geld zu sparen, wird jedoch von vielen Kliniken diese absolute Mindestbesetzung als Obergrenze betrachtet. Das heißt, dass die Latte bei kurzfristigen Ausfällen von Personal regelmäßig gerissen wird und eine Intensivpflegekraft sehr häufig bis zu vier Patienten betreuen muss.

Dabei raten Experten aus gutem Grund seit Langem zu einer viel höheren Anzahl an Intensivpflegern pro Patient: Je weniger Patienten eine Pflegekraft versorgen musste – so das Ergebnis unterschiedlicher Studien –, desto seltener traten Komplikationen auf (zum Beispiel Fehler bei der Medikamentengabe, Lungenentzündungen bei beatmeten Patienten, Druckgeschwüre durch eine unzureichende Lagerung oder Sepsis, hervorgerufen durch das Eindringen von Krankheitserregern in einen zentralen Venenzugang) oder konnten sogar ganz vermieden werden. Ein Pfleger aus Ostfriesland bringt es auf den Punkt: »Zwei Patienten. Zwei Beatmungsmaschinen. Zwei Notfälle, aber nur eine examinierte Pflegekraft: ein toter Patient.«[3]

Ein weiterer Ansatz zur Steigerung der Attraktivität des Jobs wären sogenannte Entlastungspunkte, die immer mehr Unikliniken Pflegenden gutschreiben, wenn sie in einer unterbesetzten Schicht arbeiten. Betreut zum Beispiel im Frühdienst ein Pfleger drei statt der eigentlich festgeschriebenen zwei Patienten, erhält er einen Punkt. Ab fünf Punkten bekommt er dann einen zusätzlichen freien Tag zur Erholung. Dieses Modell sollte flächendeckend eingeführt werden.

Aber auch bei weniger offensichtlichen Themen ist noch viel Luft nach oben, denn was für andere Berufsgruppen eine Selbstverständlichkeit ist, hat in der Pflege Seltenheitswert: Supervision. Mit einer geschulten Person über das Erlebte sprechen zu können, wäre eine große Hilfe und Entlastung, vor allem nach Todesfällen und ähnlichen traumatischen Erlebnissen. Unsere Arbeit bringt es mit sich, dass wir ständig mit schweren Unfällen und dem Sterben konfrontiert sind. Hinzu kommt die Angst, einen Fehler zu machen, der die Patienten das Leben kosten könnte. Dieser ständige Stress wirkt sich schnell negativ auf die Psyche aus.

Die Psychologinnen Frauke Teegen und Julia Müller von der Universität Hamburg führten um die Jahrtausendwende eine Umfrage auf fünfzehn Intensivstationen durch. Das Er-

gebnis war niederschmetternd: Von den einhundertvier-
undvierzig ausgebildeten Pflegekräften, die daran teilnah-
men, hatten achtundachtzig Prozent wiederkehrende trau-
matische Erinnerungen, fünfundsiebzig Prozent litten »unter Symptomen eines erhöhten Erregungsniveaus«, und
einundvierzig Prozent hatten bereits eine posttraumatische
Belastungsstörung (PTBS) ausgebildet.[4]

Ziel muss es deshalb sein, die seelische Gesundheit und
die Resilienz, also die psychische Widerstandsfähigkeit, von
Pflegekräften zu stärken. Vonseiten der Ärzte gibt es dazu
bereits Forschungen und Forderungen. Bislang jedoch werde
»dieses Problem in deutschen Krankenhäusern noch weitestgehend ignoriert«, sagt Felix Walcher, DIVI-Präsident und
Sprecher der Sektion »Perspektive Resilienz«. Seiner Einschätzung nach gibt es nicht einmal an jeder zehnten deutschen Klinik entsprechende Angebote, seien es nun Grup-
pengespräche oder Fachbetreuung durch Psychologen.[5]

Während meiner Ausbildung, nachdem zum ersten Mal
ein Mensch in meiner Schicht gestorben war, hätte ich eine
solche Unterstützung besonders gut gebrauchen können.
Aber auch heute noch belasten mich manche Fälle sehr.

In einem Nachtdienst war ich für drei Patienten zuständig.
Darunter eine Frau Ende fünfzig, bei der ich gleich zu Beginn
meiner Schicht ein komisches Bauchgefühl hatte. Diesen
sechsten Sinn kennt so gut wie jede erfahrene Pflegekraft:
Man spürt einfach, dass etwas Schlimmes passieren wird. Die
Patientin lag bei uns, weil ihr Herz schwach und nicht mehr
in der Lage war, ausreichend Blut durch den Körper zu pumpen. Sie hatte bereits mehrere Herzoperationen hinter sich
und war zusätzlich aufgrund einer Nierenerkrankung seit

einigen Jahren auf eine Dialyse angewiesen. »Ich bin Pfleger Ricardo und im Nachtdienst für Sie zuständig«, stellte ich mich ihr vor. Sie nannte mir ebenfalls ihren Namen und bat noch um eine Flasche Wasser. Auf dem Flur traf ich den diensthabenden Arzt und sagte zu ihm: »Ich glaube, wir werden heute noch reanimieren.«

Es war noch nicht ganz ausgesprochen, da gab mir der zentrale Überwachungsmonitor das Signal, dass der Blutdruck der Patientin rapide abfiel. Im Patientenzimmer angekommen, war sie bereits nicht mehr ansprechbar und ich rief den Arzt und einen weiteren Kollegen zu Hilfe. Doch trotz der Dosissteigerung des Noradrenalins ließ sich der Blutdruck nicht erhöhen und war mittlerweile auf einen Wert von vierzig zu zwanzig gesunken. Wir begannen mit der Herzdruckmassage. Meine Hände zitterten und ich war innerlich total aufgewühlt, obwohl ich in solchen Situationen sonst immer die Ruhe bewahre.

Es dauerte nicht lange und sie öffnete ihre Augen. Sie war sofort wieder ansprechbar und fragte, was passiert sei. »Sie haben uns einen ganz schönen Schreck eingejagt!«, antwortete ich erleichtert. Bei einer anschließenden Ultraschalluntersuchung stellte der Arzt allerdings fest, dass sich die Pumpleistung ihres Herzens weiter verschlechtert hatte, und er verließ das Zimmer, um ihren Mann zu benachrichtigen. »Wir können nichts mehr für sie tun«, meinte er zu mir. Daraufhin legte ich ihr einen nassen kalten Lappen auf die Stirn, setzte mich zu ihr ans Bett und hielt ihre Hand. Dieser kalte Waschlappen ist eine Erinnerung aus Kindheitstagen. Meine Mama legte mir auch immer einen Lappen auf die Stirn, wenn ich krank war, und so hoffte ich, ihr mit dieser Geste das Gefühl zu geben, für sie da zu sein. Sie schien das zu genießen. »Wunderbar«, flüsterte sie. Plötzlich wurde sie sehr unruhig und sagte mehrmals: »Eine Spritze, eine Spritze!« Dann erstarrte ihr Blick und sie lief blau an. Wenige Sekunden später war sie tot. Ihr Mann hatte es nicht mehr rechtzeitig zu ihr geschafft. Ich war in diesem Moment völlig überfordert und musste gleichzeitig an die vergangenen Monate denken, in denen ich so viele Menschen hatte sterben sehen. »Nicht schon wieder«, dachte ich, »nicht schon wieder.«

Mein Kollege bemerkte meine Traurigkeit und half mir wortlos, ihren Leichnam herzurichten. »Wenn du etwas brauchst, sag Bescheid«, sagte er, als wir anschließend gemeinsam das Zimmer verließen. Den Rest der Schicht war ich niedergeschlagen und wie neben der Spur. Nach Dienstschluss saß ich noch eine ganze Weile im Auto und telefonierte mit Anne, um mir alles von der Seele zu reden. Mir wurde bewusst, dass ich über den Tiefpunkt noch nicht hinweg war.

Ereignisse wie diese lasse ich nicht in der Klinik zurück wie meinen Kasack, sondern nehme sie nach Dienstschluss mit: zuerst ins Auto, wo sie mich oft den gesamten Heimweg begleiten, dann zu meiner Freundin. Darüber sprechen zu können, hilft mir sehr. Seltsamerweise wird jedoch erwartet, dass wir alles, was wir erleben, wegstecken und irgendwie damit klarkommen. Das ist schon ein bisschen viel verlangt von einer Pflegekraft, die verheizt wird.

Aber nicht nur in Bezug auf Erlebnisse mit Patienten wäre es sinnvoll, Supervision anzubieten, sondern auch in Bezug auf Kolleginnen und Kollegen, denn es ist allzu oft traurige Realität, dass (vor allem) junge Pflegekräfte von älteren schikaniert werden. Die suchen gezielt nach Fehlern und bemängeln jeden Krümel im Patientenzimmer, nur um einen Grund zum Meckern zu haben. So geben sie den Druck, den sie haben, ungefiltert an andere weiter. Dazu später mehr.

In jedem Fall wäre Supervision eine von sicher zahllosen Möglichkeiten, leere Akkus langsam wieder aufzuladen.

MACHT DIE GESUNDHEIT ZUM SCHULFACH!

Bereits heute fehlen deutschlandweit über zweihunderttausend Pflegekräfte. Schätzungen zufolge wird diese Versorgungslücke bis zum Jahr 2030 auf fünfhunderttausend offene Stellen anwachsen.[6] Das liegt zum einen daran, dass immer mehr Pflegende wegen der schlechten Arbeitsbedingungen die Flucht ergreifen, aber auch daran, dass der demografische Wandel zu weiteren Engpässen führt: Die Lebenserwartung hierzulande hat sich in den letzten sechzig Jahren um etwa zwölf Prozent erhöht, wohingegen die Geburtenrate seit dem Höchststand im Jahr 1964 immer weiter zurückgeht. Die Menschen werden also immer älter, und so steigt auch die Zahl der Pflegebedürftigen. Ende 2020 waren laut dem Bundesgesundheitsministerium 4,6 Millionen Menschen auf Pflege angewiesen. Aber es gibt immer weniger junge Leute, die einen Beruf im Gesundheitswesen ergreifen wollen.

Es muss ganz klar das Ziel sein, dieser Entwicklung entgegenzuwirken. Und wie kriegen wir das hin? Gesundheit muss zum Schulfach werden. Wenn schon in der Schule ein

Bewusstsein für Gesundheit und alles, was dazugehört, geschaffen wird, bekommt das Thema Pflege einen ganz neuen Stellenwert in der Gesellschaft und wird so selbstverständlich und relevant wie das Thema Fitness.

Diese Idee kam mir an dem Tag, als mein Vater im November letzten Jahres ins Krankenhaus eingeliefert wurde. Er ist mittlerweile Rentner und kümmert sich um meinen sechsjährigen Neffen, wenn meine alleinerziehende Schwester arbeiten muss. So auch an diesem Tag. Simon, so heißt der Kleine, machte sich gerade fertig für die Schule, und meine Schwester war im Begriff, das Haus zu verlassen. Plötzlich bekam mein Vater keine Luft mehr. Er war schweißgebadet und kreidebleich im Gesicht. Meine Schwester rief sofort den Rettungsdienst. Was aber wäre passiert, wenn mein Neffe mit ihm alleine gewesen wäre? Hätte er gewusst, was zu tun ist?

Die Weltgesundheitsorganisation WHO empfiehlt seit 2015, Kinder ab der 7. Klasse darin zu schulen, eine Wiederbelebung durchzuführen. Dänemark hat dies schon im Jahr 2005 gesetzlich festgeschrieben und konnte die Quote der Reanimationen durch Ersthelfer von zwanzig auf sechzig Prozent erhöhen und somit die Überlebensrate der Betroffenen verdreifachen!

In Deutschland erleiden jedes Jahr mehr als sechzigtausend Menschen einen Herz-Kreislauf-Stillstand, und obwohl sich in sehr vielen Fällen jemand in der Nähe befindet, der Wiederbelebungsmaßnahmen einleiten könnte, überleben ihn nur sehr wenige. Man geht davon aus, dass etwa zehntausend Menschenleben jedes Jahr zusätzlich gerettet werden könnten, wenn die Scheu, eine sofortige Herzdruckmassage durchzuführen, und die Angst, etwas dabei falsch zu machen, nicht so groß wären. Es ist also sinnvoll, schon in der Schule die Wiederbelebungsmaßnahmen zu üben. Das erhöht nicht nur die Effizienz dieser Maßnahme, sondern fördert auch das Selbstvertrauen, sie im Ernstfall anwenden zu können. Die Initiative »Wir beleben Deutschland wieder« reichte dazu 2021 die Petition #ichrettedeinleben beim Deutschen Bundestag ein, um die Dringlichkeit eines entsprechenden Unterrichts offensichtlich zu machen.

Schätzungsweise zweihundertfünfzigtausend Menschen jährlich sind von einem Schlaganfall betroffen. Auch wenn er damit zu den häufigsten Todesursachen in Deutschland zählt, endet er nicht immer tödlich. Dann aber gilt der Grundsatz: »Time is brain.« Das bedeutet im Klartext, dass mit jeder Minute ohne medizinische Versorgung kostbares Hirngewebe abstirbt. Gesundheitliche Einschränkungen wie Lähmungen oder Sprachstörungen sind die Folge.

Umso wichtiger ist es, Kinder auf solche Notfälle vorzubereiten und dafür zu sensibilisieren, eine Notlage auch als solche zu erkennen. Damit ein Kind im Ernstfall Hilfe holen kann, muss es die Notrufnummer 112 kennen und wissen, welche Informationen beim Absetzen eines Notrufes notwendig sind. Es macht schließlich einen entscheidenden Unterschied, ob ein Kind sagt: »Mami ist so komisch« oder: »Bei Mami hängt der Mund an einer Seite schlaff herunter.« Auf *www.kindernotrufkarte.de* gibt es dazu eine Anleitung für Kindergarten- und Grundschulkinder, eine Liste mit den wichtigen Telefonnummern zum Ausdrucken sowie viele anschauliche Übungsbeispiele, wie Kinder spielerisch (etwa durch Rollenspiele) an diese Thematik herangeführt werden können.

Der Fokus sollte aber nicht nur auf dem richtigen Umgang mit Notfallsituationen liegen, sondern auch auf der Prävention und Gesundheitsförderung. Bereits ab der ersten Klasse sollte im Unterricht das Bewusstsein für Gesundheit geschult werden: Was bedeutet gesunde Ernährung und warum ist sie so wichtig? Was führt zu Übergewicht, was verursacht Diabetes? Laut der KiGGS-Studie[7] zur Gesundheit von Kindern und Jugendlichen in Deutschland sind 15,4 Prozent von ihnen übergewichtig, 5,9 Prozent sogar adipös (bei Erwachsenen sind circa zwei Drittel der Männer und die Hälfte aller Frauen von Übergewicht betroffen). Übergewicht und Adipositas sind mittlerweile zu einer echten Volkskrankheit geworden und können zu einer Vielzahl von Folgeerkrankungen wie beispielsweise Herzinfarkt, Diabetes und Bluthochdruck führen. Wenn Kindern dies im schulischen Umfeld vermittelt wird, geben sie ihr Wissen vielleicht auch an ihre Eltern weiter.

In den höheren Klassenstufen sollte zusätzlich auf die Gefahren im Zusammenhang mit Alkohol-, Tabak- und Drogenkonsum eingegangen werden. Seit ich Krankenpfleger bin, betreue ich regelmäßig Patienten, die aufgrund von maßlosem Alkoholkonsum auf der Intensivstation liegen. Ich habe auch schon viele unter Dreißigjährige daran sterben sehen. Erst vor Kurzem wurde ein junger Mann eingeliefert, der bereits als Jugendlicher aus Gewohnheit zur Flasche gegriffen und seinen Alkoholkonsum dann kontinuierlich gesteigert hatte. Leider konnten wir ihm nicht mehr helfen, er verstarb sehr schnell an Leberversagen. Am dramatischsten ist es immer, wenn es zu einer Ösophagusvarizenblutung kommt. In diesem Fall platzen die Krampfadern, die sich in der Speiseröhre bilden, wenn die Leber in ihrer Funktion beeinträchtigt ist. Dann erbricht der Patient massenweise Blut und verblutet in kürzester Zeit, sofern er nicht medizinisch behandelt wird.

Schon Kinder müssen begreifen, dass das Leben ein Geschenk und unsere Gesundheit das höchste Gut ist, das wir besitzen. Für viele ist das eine Selbstverständlichkeit, bis zu dem Tag, an dem sie eines von beiden zu verlieren drohen.

Wenn Gesundheit ein Schulfach wäre, könnte man mehrere Fliegen mit einer Klappe schlagen: Zum einen wäre es ein Gewinn für die Kinder selbst, denn sie bekämen eine gute Beziehung zu ihrem Körper und Klarheit über seine vielfältigen Funktionen. Sie würden lernen, welche Aufgaben die einzelnen Organe übernehmen, was ihnen guttut und was ihnen schadet. Und sie würden ein Gespür dafür entwickeln, welchen Einfluss sie selbst darauf nehmen können, dass sie fit bleiben und sich wohlfühlen. Zum andern könnten sie schon in ganz jungen Jahren Menschen in einer Notsituation helfen oder Hilfe für sie anfordern, im Zweifelsfall also Leben retten.

Gleichzeitig würden sie automatisch mit dem Gegenteil von Gesundheit konfrontiert werden: mit Krankheit, vielleicht auch mit Behinderung. Mit dieser Erfahrung könnten sie frühzeitig ein natürliches Verhältnis im Umgang mit Menschen entwickeln, die »anders« sind und bestimmte Dinge nicht (mehr) tun können – eine gute Voraussetzung für ein achtsames Miteinander. Viele Möglichkeiten sind denkbar, Kindern und Jugendlichen diese Aspekte des Lebens nahezubringen, zum Beispiel über Projekttage oder Besuche im Altenheim.

Und auch das Sterben und der Tod müssten, immer sorgsam angepasst an das jeweilige Alter der Kinder, im Schulfach Gesundheit angesprochen werden. Diese Themen sind üblicherweise mit einem großen Tabu belegt, aber Kinder haben (vielleicht gerade deshalb) Interesse daran, Näheres darüber zu erfahren.

Wenn Gesundheit unterrichtet wird wie Deutsch oder Sport, hat sie auch den gleichen Stellenwert und rückt ganz selbstverständlich bei der Berufswahl in den Blick. Begeisterung zu wecken für die vielen verschiedenen Berufe im Gesundheitssektor müsste eine Hausaufgabe für alle Lehrer sein. So könnte auf lange Sicht Nachwuchs in der Pflege heranwachsen.

Ich erhoffe mir in etwa die gleiche Entwicklung wie in der Fitnessbranche: Als ich vor über zwanzig Jahren zu trainieren anfing, war ich einer der wenigen Freaks, die auf dem Schulhof ihre Tupperdose mit Reis und Pute ausgepackt haben. Heute ist Fitness mit all ihren positiven Aspekten für Millionen von Menschen zu einer Lebenseinstellung geworden. Wäre doch schön, wenn sich Gesundheit und sozialer Zusammenhalt ebenfalls zu einem Lifestyle entwickeln würden.

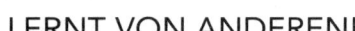

LERNT VON ANDEREN!

Mir ist vollkommen klar, dass jede Nation ihre eigenen Gesetzmäßigkeiten hat und derart komplexe Konstrukte wie ein Gesundheitssystem nicht problemlos von einem Land auf das andere übertragen werden können. Viel zu schnell läuft man da Gefahr, Äpfel mit Birnen zu vergleichen. Manches, was bei unseren Nachbarn praktiziert wird, erscheint mir allerdings (zumindest vordergründig) so simpel, dass ich mich frage, warum noch niemand auf die Idee gekommen ist, nach diesem Prinzip auch hierzulande zu arbeiten. Aber vielleicht ist es ja weniger simpel, als es scheint. Ich maße mir hier kein Urteil an.

Trotzdem möchte ich einen Blick über die Grenzen werfen – nicht über alle, nur über ein paar wenige. Und auch nicht mit dem Anspruch, andere Gesundheitssysteme in all ihren Verästelungen zu durchdringen, sondern nur in Bezug auf einen Teilaspekt, den ich überlegenswert finde. Wenn wir nur einen Teil eines solchen Teilaspekts realisieren würden, wäre viel gewonnen.

Ja, wir haben im Vergleich zu anderen Ländern eines der besten Gesundheitssysteme. Aber man muss sich nicht immer nach unten orientieren.

Als Erstes möchte ich hier meinen Freund und früheren Kollegen Arthur Egli sprechen lassen. Er ist 2019 nach Dänemark ausgewandert und arbeitet seitdem auf der Intensivstation einer Klinik in Odense. Ausgerechnet Odense! Dort wurde Hans Christian Andersen geboren, und was Arthur beschreibt, klingt für deutsche Pflegekräfte wahrlich märchenhaft:

»So läuft es hier in Dänemark«

Ich habe in Deutschland meine Ausbildung zum Krankenpfleger gemacht. Ab 2012 habe ich nur noch auf Intensivstationen gearbeitet, zuerst in Frankfurt am Main, ab 2013 dann in Berlin. Dort habe ich auch Ricardo kennengelernt. Schon damals waren die Arbeitsbedingungen schlecht, im Grunde sind sie das seit zwanzig Jahren. Der sogenannte Pflegekollaps ist schon längst eingetreten.

Zu Beginn war es so, dass ich im Durchschnitt pro Schicht zwei Patienten zu betreuen hatte, in Ausnahmefällen auch mal drei. Mit der Zeit wurde das Tempo aber schneller und der Druck höher. Es war ein schleichender Prozess. Immer öfter hatte ich nun drei Patienten zu betreuen, meist Schwerkranke. So lag der Schnitt irgendwann bei drei bis vier Patienten.

Schon lange hatte ich ein Faible für Skandinavien und sogar damit geliebäugelt, dorthin auszuwandern. Als ich erfuhr, dass im süddänischen Odense eine Stelle als Intensivkrankenpfleger frei war, erkundigte ich mich sofort, ob ich mir das mal vor Ort anschauen könne. Das war möglich.

Die Arbeitsbedingungen, die ich dort vorfand, haben mich fast umgehauen. Es fing schon damit an, dass alle gelächelt haben und sich zu freuen schienen, mich zu sehen. Niemand machte einen genervten Eindruck. Hatten die hier gar keinen Stress?

Hinzu kam, dass in jedem Zimmer nur ein Patient lag. Ich fragte nach, ob man dann während der Schicht zwischen zwei Zimmern hin- und herwechseln müsse. »Nein«, lautete die Antwort. »Du hast nur einen Patienten.«

Ich konnte das alles zunächst nicht glauben und war skeptisch. Wollten die mich hochnehmen? Um mir mit eigenen Augen ein Bild machen zu können, fragte ich, ob ich erst einmal einige Tage zur Probe arbeiten dürfe. Das war kein Problem, und so fuhr ich zwei Wochen später nochmal in diese Klinik.

Bei der Übergabe zu Dienstbeginn wollte ich gleich loslegen, aber da hieß es nur: »Mach mal langsam. Wir lesen uns jetzt erst mal in Ruhe die Dokumentation durch.« In Dänemark gibt es ein sogenanntes elektronisches Patientenjournal, das sämtliche Daten enthält, die im Rahmen der Behandlung erhoben wurden. Das Besondere daran: Diese Daten können von allen Mitarbeitern in allen Gesundheitsinstitutionen abgerufen werden, sind also bei Bedarf im ganzen Land sofort verfügbar und unter Umständen lebensrettend.

Im Patientenzimmer dann gleich die nächste Überraschung: Ein Arzt kam herein und unterhielt sich ausführlich mit der Schwester, der ich zugeteilt war. Mit meinem Hosentaschen-Dänisch habe ich kaum etwas verstanden, also fragte ich sie anschließend, worüber sie so lange geredet hätten. »Der Arzt wollte meine Meinung wissen und wie ich die Behandlung angehen würde«, antwortete sie. Dass ein Arzt keine Entscheidung alleine fällt, sondern die Pflegekraft als die Person ansieht, die den Patienten am besten kennt, weshalb er auf deren Urteil Wert legt, verwunderte mich schon. Das kannte ich in der Form aus Deutschland nicht. Da beraten sich Ärzte nur in Ausnahmefällen mit den Pflegekräften.

Nachdem einige bürokratische Hürden auf deutscher Seite genommen waren, konnte ich zusammen mit meiner Familie nach Dänemark übersiedeln und Mitte 2019 meinen Dienst in Odense antreten. Wie anders hier alles ist! Dadurch, dass ich nur einen Patienten zu betreuen habe, läuft in der Regel alles in Ruhe ab. Natürlich knallt es auch hier mal, aber das sind dann vielleicht mal drei anstrengende Stunden, dann pendelt es sich wieder ein. Die einzige Zeit, in der es über mehrere Wochen stressig wird, ist in der Zeit um Weihnachten und Neujahr. Aber es gehört nicht zum Alltag wie in Deutschland.

Wenn man nur für einen Patienten zuständig ist, ist die Patientenversorgung insgesamt eine komplett andere. Das Krankenhaus in Odense, in dem ich auf einer neurochirurgischen Intensivstation arbeite, ist die Maximalversorgerklinik für ganz Süddänemark. Seit ich dort bin, musste ich zwei Menschen reanimieren. Warum nur so wenige? Weil wir Pflegekräfte immer in der Nähe des Patienten sind und uns daher rapide Verschlechterungen oder Komplikationen sofort auffallen. Wenn der Tubus nicht richtig sitzt oder rausrutscht, bekommen wir das sofort mit und können sofort darauf reagieren – in der Regel, bevor eine Reanimation überhaupt notwendig wird. Personalmangel kann Leben gefährden.

In Dänemark ist das Gesundheitssystem zentral organisiert und ganz anders vernetzt als in Deutschland. Es gibt hier nicht an jedem Ort Kliniken mit Maximalversorgung. Ein Beispiel: Ein deutscher Urlauber in Esbjerg im Südwesten des Landes wird ohnmächtig. Seine Partnerin ruft die 112 an, der Notarzt kommt und triagiert ihn, schätzt also seinen Zustand ein und entscheidet, was nun mit ihm geschehen muss. Der Urlauber wird ins Krankenhaus von Esbjerg gebracht und dort ins CT geschoben. Auf dem Bildschirm zeigt sich ein Schatten, was bedeutet, dass er höchstwahrscheinlich eine Hirnblutung erlitten hat. Zur Behandlung wird er dann mit dem Hubschrauber zu uns, ins einhundertdreißig Kilometer weiter östlich gelegene Odense, geflogen. In der Zwischenzeit wird unsere Klinik informiert, sodass wir schon ein Bett vorbereiten können. Solange der Patient weitere intensive neurochirurgische Behandlungen benötigt, bleibt er bei uns (das kann durchaus auch mal sechs Wochen dauern). Wenn er schließlich wieder stabilisiert ist, wird er in ein Krankenhaus nach Deutschland verlegt. Das dänische Gesundheitssystem unterhält einen riesigen Fuhrpark. So verrückt das klingt: Wir sparen viel Geld dadurch, dass wir unsere Patienten hin und her transportieren.

Meine Frau arbeitet auch als Pflegekraft, in einer Tagesklinik, wir haben uns bei der Arbeit kennengelernt. In Berlin wohnten wir in einer Zweizimmerwohnung in Reinickendorf. Mehr war finanziell einfach nicht drin. Nach rund zwei Jahren in Dänemark konnten wir uns im Sommer 2021 ein eigenes Haus kaufen.

Die Lebenshaltungskosten sind zwar höher als in Deutschland, und wir haben hier kein großes soziales Netzwerk, keine erweiterte Familie. Doch glücklicherweise sind unsere Arbeitgeber, das Gesundheitssystem und die Gesellschaft sehr kinder- und familienfreundlich aufgestellt. Wegen unserer beiden Kinder arbeiten meine Frau und ich reduziert, zweiunddreißig Stunden in der Woche, also auf einer Achtzigprozentstelle. Da ich schon mehrere Jahre in dem Beruf arbeite, eine Fachausbildung habe und zudem als Ausbilder tätig bin, komme ich mit Zulagen auf umgerechnet 2840 Euro netto im Monat. Je nachdem, wie kurzfristig man einspringt, eventuell sogar an einem Wochenende, oder welche Schicht man übernimmt, sind die Zulagen um bis zu fünfzig Prozent höher, an Feiertagen wie Weihnachten, Neujahr oder Ostern sogar um bis zu hundert Prozent. Um das mal zu veranschaulichen: Eine meiner Kolleginnen hat durch drei Extraschichten in der Weihnachtszeit den Kauf einer »Playstation 5«-Spielekonsole finanziert – und die kostet hier wie in Deutschland knapp tausend Euro.

Durch Corona hat sich die allgemeine Lage nicht dramatisiert. Dänemark war eines der ersten Länder, das die

Grenzen dichtgemacht hat. Die AHA-Regeln (Abstand halten; Hygienemaßnahmen befolgen; im Alltag eine Maske tragen) wurden zentral für alle vorgeschrieben. Nachdem die ersten Nachrichten aus China gekommen waren, wurden bereits im Februar 2020 spezielle Covid-Stationen eingerichtet sowie für den eventuell eintretenden Notfall Kolleginnen und Kollegen aus der Anästhesie für die Intensivstationen angelernt. Das hat uns den Hals gerettet. Deshalb könnte man sagen, die erste Welle ist bei uns nur sanft ans Ufer geklatscht. Ich habe keinen einzigen Corona-Patienten gesehen. Aus Kopenhagen – wo es zwischenzeitlich etwas kritischer aussah – gab es zwar Aufrufe, sich gegebenenfalls dort einsetzen zu lassen. Allerdings wurde dann doch niemand von uns gebraucht. Die Überlastung, die befürchtet worden war, trat also nie in dem Maß ein.

In Bezug auf die Pflege war meine Übersiedelung von Deutschland nach Dänemark fast ein Kulturschock, denn mir wurde klar, dass die Gewichtungen bei Sparmaßnahmen beziehungsweise Investitionen in diesen beiden Ländern komplett unterschiedlich sind. Während man in Dänemark auf Digitalisierung, spezialisierte Versorgungszentren und Bürokratieabbau setzt, hält man in Deutschland seine Hand schützend über das längst überholte Krankenkassensystem und stattet es mit dem DRG-Konzept, also dem hoch umstrittenen Fallpauschalensystem, sogar noch mit zusätzlicher Macht aus.

Dennoch gibt es auch in Dänemark Unmut. Hier muss man als Krankenpfleger einen Universitätsabschluss vorweisen können – verdient aber im Vergleich zu anderen Berufen mit akademischem Abschluss deutlich weniger. Deshalb traten im Sommer 2021 fünftausend Pflegekräfte in den Streik. Sie forderten höhere Löhne, aber auch bessere Arbeitsbedingungen. Für mich, der ich die Situation in Deutschland kenne, ist das einerseits erstaunlich, andererseits nachvollziehbar, denn die Sorgen der dänischen Pflegekräfte ähneln im Grundsatz denen ihrer deutschen Kollegen: »Unsere Frustration rührt daher, dass wir die gewünschte Pflege nicht leisten können, wir nicht genügend Kollegen haben, es zu schnell geht und es zu Fehlern kommt«, sagte ein Anästhesiepfleger von der Ostseeinsel Bornholm dem dänischen Fernsehsender TV2.[8]

Wie bekannt mir das vorkommt. Und doch ist es meilenweit von dem entfernt, was ich in Deutschland erlebt habe. Alles bewegt sich auf einem ganz anderen Niveau. Für mich steht fest, dass ich freiwillig nicht mehr aus Dänemark weggehen werde.

Tja, dass der Wunsch nach besseren Arbeitsbedingungen und einer ausgeglicheneren Work-Life-Balance bis hin zum Streik und Ausstieg aus dem Pflegeberuf auch in Dänemark ein Thema ist, kann man sich aus hiesiger Warte gar nicht recht vorstellen. Aber klar: Auch dort stellt die alternde Gesellschaft das Gesundheitssystem vor Herausforderungen, für die man erst mal Lösungen finden muss. Trotzdem wirkt Arthurs Bericht und so manches, was ich im Zusammenhang mit Dänemark nun schon häufig gehört habe, so positiv auf mich, dass ich mich frage, warum es bei uns noch so viel Luft nach oben gibt.

Gut gefällt mir zum Beispiel, dass einzelne Krankenhäuser auf bestimmte Krankheitsbilder spezialisiert sind. Das trägt nicht nur dazu bei, die Qualität der Behandlung zu steigern. Es führt im Idealfall auch dazu, dass die Verweildauer des Patienten auf der Station verkürzt wird. Und auch in Sachen Digitalisierung sind uns die Dänen einen großen Schritt voraus. Ich bin überzeugt davon, dass wir viele Routineabläufe, etwa die Dokumentation oder das Führen der Patientenakten, effizienter und vor allem zeitsparender gestalten könnten. Dazu kommt: Pflegekräfte in Dänemark arbeiten sehr viel enger mit den Ärzten zusammen als bei uns. So geht Pflege auf Augenhöhe.[9] Und was mir auch imponiert: Um Jugendliche für den Beruf zu interessieren und zu gewinnen, gehen dänische Pflegeverbände ganz gezielt in die Schulen und werben für ihre Sache. (Woran man sieht: Auch diesbezüglich könnte die Schule ein guter Nährboden für den so dringend erforderlichen Nachwuchs sein …)

Die dänische ambulante Pflege ist ebenfalls komplett anders aufgestellt als die deutsche und mutet geradezu paradiesisch an. Ohne hier näher darauf einzugehen (es ist ja nicht das Thema des Buchs), möchte ich einen Punkt herausgreifen, weil er in letzter Konsequenz dann doch auch wieder das Krankenhaus betrifft: Dänemark setzt ganz stark auf Prävention und hat unterschiedliche Konzepte entwickelt, die alle darauf abzielen, dass die Menschen im Land möglichst lange gesund, fit und selbständig bleiben und ein Krankenhausaufenthalt im Idealfall ganz vermieden werden kann.[10]

Auch die Niederlande sind uns in einigen Punkten ein gutes Stück voraus. Dort wird zum Beispiel viel weniger operiert als bei uns, nämlich erst dann, wenn die weitaus günstigeren konservativen Behandlungsmöglichkeiten keinen Erfolg erzielt haben. Das entspricht genau der Meinung meines bereits zitierten Oberarztes: »Jede Bandscheibenoperation ist notwendig. Nur die allererste nicht.« Es wird aber nicht nur weniger operiert, sondern in bestimmten Fällen auch erst dann, wenn der Patient eine gewisse Vorleistung erbracht, also zum Beispiel sein Gewicht reduziert hat, bevor ihm eine neue Hüfte eingesetzt wird.[11]

Außerdem nimmt die Digitalisierung im gesamten Klinikgeschehen einen breiten Raum ein, von der Übergabe bei Schichtwechseln über die Dokumentation bis hin zu EDV-Warnprogrammen. Die senden in Fällen, in denen eine Arznei hundertprozentig exakt dosiert oder zu einer ganz bestimmten Zeit verabreicht werden muss, das betreffende Signal an die Pfleger.

Und noch etwas lösen unsere niederländischen Nachbarn eindeutig besser als wir: den Umgang mit den multiresistenten Keimen.[12] Dass man dort gleich bei der Aufnahme eines Patienten mithilfe von Abstrichen und einer eventuellen anschließenden Isolation das Risiko ausschließen will, dass er andere anstecken könnte, habe ich schon angesprochen. Hinzu kommt, dass viele Krankenhäuser ein eigenes mikrobiologisches Labor haben, das die Abstriche sofort selbst untersuchen kann. Solche Labore gibt es in Deutschland nur vereinzelt. Hier muss die Probe zur Auswertung an Speziallabore geschickt werden. Das kostet Zeit. Effiziente Infektionsprävention sieht anders aus.

Und schließlich sei noch ein Konzept erwähnt, das aus den USA stammt und für ein Qualitätssiegel steht: das Magnetkrankenhaus. Es hat, wie der Name schon suggeriert, den Anspruch, aufgrund ganz besonderer und vielseitiger Qualitätsmerkmale so anziehend zu sein, dass es selbst in Zeiten des Fachkräftemangels genügend qualifizierte Mitarbeiter gewinnen und auch halten kann. Dadurch ist es aber nicht nur für die Pflegekräfte, sondern auch für die Patienten attraktiv. Die Mitarbeiterzufriedenheit und Motivation ist deutlich höher als in »normalen« Krankenhäusern, die Fluktuation entsprechend gering. Das wirkt sich ganz automatisch positiv auf die Art der Pflege aus: Es kommt seltener zu Behandlungsfehlern und die Patienten können das Krankenhaus oft schon nach einer kürzeren Verweildauer wieder verlassen.[13] Krankenhäuser mit einem solchen Gütesiegel gibt es in Deutschland noch nicht, doch einige Universitätskliniken, wie zum Beispiel in Ulm oder Freiburg, orientieren sich an den hoch gesteckten Kriterien (unter anderem zählen dazu eine sehr hohe Fachkompetenz, innovative Pflegekonzepte, Zufriedenheit und Mitsprache des Pflegepersonals sowie eine aktive Motivation der Mitarbeiterinnen und Mitarbeiter durch die Führungskräfte). Das ist zumindest schon mal ein vielversprechender Anfang.

SAGT NEIN!

Mein letzter Appell richtet sich an all meine Kolleginnen und Kollegen, die häufig klagen oder meckern und sich dennoch jede Schicht aufdrücken lassen. Seit Beginn der Pandemie wird davon gesprochen, dass man den Pflegekräften endlich die Wertschätzung entgegenbringen müsse, die sie verdienen. Auch ich habe das gefordert. Noch vor einem Jahr hatte ich die Erwartungshaltung, dass jedes Mitglied der Gesellschaft und jeder Abgeordnete im Bundestag mehr tun müsse als nur klatschen. Dazu stehe ich noch immer. Alle sozialen Berufe, und somit auch die Pflege, sollten mehr Anerkennung erfahren und einen höheren Stellenwert in der Bevölkerung haben, als es der Fall ist – keine Frage. Aber wir müssen auch selbst aktiv werden.

Heute vertrete ich die Ansicht, dass uns niemand wertschätzen wird, wenn wir Pflegekräfte es nicht selbst tun. Für mich bedeutet Wertschätzung auch, seinen eigenen Wert zu kennen und zu schätzen sowie auf sich zu achten und nicht das Wichtigste zu vernachlässigen. Dazu gehören unter anderem unsere Gesundheit, die wir ruinieren, aber auch die Familie, der wir nicht den Raum geben, der ihr zusteht – weil wir eines nicht können: Nein sagen!

Es ist schon längst Normalität, dass wir in unserer Freizeit angerufen oder aus dem Urlaub geholt werden, um einen Personalausfall zu kompensieren. Das schlechte Gewissen, Kollegen und Patienten im Stich zu lassen, sorgt immer wieder dafür, dass wir einspringen, wenn Not am Mann (und an der Frau) ist. Auf diese Weise unterstützen wir immer wieder ein marodes System, unter dessen Bedingungen die meisten von uns eigentlich nicht mehr arbeiten wollen. Letztlich tun wir aber weder uns selbst noch den Kollegen noch den Patienten einen Gefallen, wenn wir jede entstandene Personallücke schließen, weil sich so nie etwas ändern wird. Warum sollte es auch, wenn es am Ende doch immer irgendwie geht? Um Veränderungen herbeizuführen, brauchen wir nicht unbedingt die große Revolution. Es reicht schon, wenn wir selbstbewusster werden. Wir müssen lernen, auch mal Nein zu sagen. Ein Nein zum System ist ein Ja zu sich selbst.

Aber auch die Wertschätzung untereinander muss deutlich besser werden. Wir sind nicht nur eine devote und leidensfähige Berufsgruppe, sondern leider auch eine sehr missgünstige, die gerne mal lästert und sich über alles und jeden aufregt. Das habe ich weiter oben im Zusammenhang mit der Supervision bereits angesprochen. Wer kennt nicht die Kollegen, die bei jeder Patientenübergabe regelrecht nach Fehlern suchen und einem gleich unter die Nase reiben, was man ihrer Meinung nach falsch gemacht hat? Viel häufiger aber noch erfährt man über Dritte, dass Kollege X sich über einen ausgelassen hat, oder erhält von einem völlig Unbeteiligten einen Zettel von Kollegin Y, auf dem sie ihrem Unmut Luft macht. Kann man das nicht sachlich und konstruktiv unter vier Augen klären?

Mit gegenseitigen Schuldzuweisungen schneiden wir uns ins eigene Fleisch. Immer wieder erlebe ich, wie junge Pflegekräfte, meistens frisch examiniert, Angst haben, eine Patientengruppe an gewisse Kollegen zu übergeben, weil sie ganz genau wissen, dass sie sich Ärger einhandeln. Kein Wunder, dass diese jungen Kollegen bald wieder kündigen. In einer solchen Atmosphäre kann man sich ja gar nicht wohlfühlen. Dazu kommt, dass exakt diejenigen, die andere gern beschuldigen oder auflaufen lassen und an allem Möglichen etwas auszusetzen haben, sich in Gegenwart der Stationsleitung von ihrer zuvorkommendsten Seite zeigen.

Das bringt mich auf direktem Weg zum Thema Mobbing. Diese Form der psychischen Gewalt ist in der Gesundheitsbranche häufiger anzutreffen als in anderen Berufsgruppen. Grund dafür sind der hohe Leistungsdruck und die enormen körperlichen und geistigen Belastungen, denen Pflegekräfte ausgesetzt sind – verbunden mit dem Frust, der sich irgendwo ein Ventil sucht: die optimale Brutstätte für Mobbing.

Das bestätigt jedenfalls die EU-Studie »Europäische Erhebung über die Arbeitsbedingungen«, die im Jahr 2010 durchgeführt wurde. »Mobbing ist Teil des beruflichen Alltags Pflegender«,[14] ist auch das Fazit von Dr. Jeannette Drygalla, die sich seit ihrer Dissertation mit dem Thema befasst und ebenfalls 2010 rund tausend Pflegekräfte an sechs deutschen Universitätskliniken dazu befragt hat. Zwanzig Prozent der Befragten gaben an, selbst Opfer von Mobbing (gewesen) zu sein, jede zweite Pflegekraft hat zumindest schon einmal beobachtet, wie ein anderer Kollege gedemütigt wurde, und jeder Zehnte gab sogar zu, selbst gemobbt zu haben.

Mobbing in der Arbeit bedeutet, dass ein Opfer von einem oder mehreren Kollegen über einen längeren Zeitraum systematisch schikaniert, benachteiligt, beleidigt oder ausgegrenzt wird. Es kann zu einem hohen Leidensdruck bei den Betroffenen führen und schwere Depressionen bis hin

zu Suizidgedanken sowie körperliche Symptome wie Kopfschmerzen, Magen-Darm-Beschwerden und Herz-Kreislauf-
Beschwerden auslösen. Deswegen ist es wichtig, im Team
offen über solche Themen zu sprechen. Auch das gehört zum
Neinsagen. Nein zum Mobbing. Ist man selbst betroffen oder
Zeuge, ist ein Gespräch mit der Stationsleitung unumgäng-
lich.

Besonders wenn es um den Kampf für bessere Arbeitsbedingungen geht, macht sich der mangelnde Zusammenhalt unter den Kollegen bemerkbar. Statt sich selbst zu engagieren oder, noch besser, zu organisieren, zeigt man lieber
mit dem Finger auf andere und diskutiert darüber, wer etwas
anders oder besser hätte machen können. Das musste ich
schon öfter am eigenen Leib erfahren, seit ich mich öffentlich
über die Arbeitsbedingungen in den Kliniken äußere. Ich sei
ein Selbstdarsteller und würde mich zu wichtig nehmen,
heißt es nicht selten hinter meinem Rücken. Pflegekräfte, die
letztes Jahr in Berlin für mehr Entlastung in der Pflege und
eine bessere Patientenversorgung gestreikt haben, wurden
von ihren eigenen Kollegen angefeindet und zum Teil von
Vorgesetzten unter Druck gesetzt.

Eins steht fest: Es wird kein Retter auf einem weißen Beatmungsgerät angeritten kommen, um für uns den Karren aus
dem Dreck zu ziehen, während wir auf der Couch vor dem
Fernseher sitzen. Das können wir vergessen, da müssen wir
schon selbst den Hintern hochbekommen. Nicht jeder hat die
Kraft und die Zeit, sich berufspolitisch zu engagieren. Das
verstehe ich. Was ich aber nicht verstehe, ist, dass genügend
Pflegekräfte die Zeit finden, um lustige Videos für Instagram
zu drehen oder wie letztes Jahr an der »Jerusalema Dance

Challenge« teilzunehmen. Diese Performance war für mich in zweierlei Hinsicht das völlig falsche Signal. Zum einen empfand ich es als absolut unpassend, in einer Zeit, in der reihenweise Menschen an Corona starben, sich fröhlich hüpfend vor einer Klinik zu präsentieren, zum andern war diese Ausgelassenheit und Unbeschwertheit meilenweit vom Alltag auf den Stationen eines Krankenhauses entfernt. Sich auch während einer Pandemie nicht jede Freude am Leben nehmen lassen – schön und gut. Aber diese Aktion hat mich doch sehr befremdet.

Wenn wir es wirklich schaffen wollen, Veränderungen anzustoßen, die zu einer Pflege führen, die unseren Qualitätsansprüchen gerecht wird und eine menschenwürdige Versorgung zulässt, müssen wir zusammenhalten und gemeinsam für das kämpfen, was uns allen am Herzen liegt. Wir müssen laut und deutlich Nein sagen, wenn wir aufgrund der Arbeitsbedingungen gezwungen werden, unsere Werte und unsere Vorstellung von würdevoller Pflege zu verraten.

Genau dies war das Thema der Petition, die der *Stern* Anfang 2021 startete: »Pflege braucht Würde«. Die Grundforderung, die darin formuliert war – bessere Arbeitsbedingungen für Pflegekräfte –, umfasste die prägnantesten Eckpunkte: einen Personalschlüssel, der dem tatsächlichen Bedarf entspricht, verlässliche Arbeitszeiten, Reduzierung der Bürokratie, die Aufwertung des gesamten Berufsbildes, Möglichkeiten zur Weiterqualifizierung, bessere Entlohnung, Zulagen für Sondereinsätze sowie eine Abkehr vom Profitdenken, bei dem der Patient vor allem als wirtschaftlicher Faktor betrachtet wird.

Zu Beginn lief die Aktion durchaus vielversprechend: Die

Anzahl von mindestens 50 000 Unterzeichnern, die nötig ist, um eine Petition im Petitionsausschuss des Bundestags überhaupt vorbringen zu können, war bereits nach vierundzwanzig Stunden erreicht, mit am Ende knapp 330 000 Unterschriften zählt sie zu einer der erfolgreichsten Petitionen in der Geschichte des Bundestags. Doch weder durch die Anhörung im Petitionsausschuss noch durch die parallel gestartete Online-Kampagne #pflegepetition nahm das Thema spürbar Fahrt auf. Jens Spahn behauptete im Ausschuss, die Zahl der Pflegekräfte in der Pandemie sei gar nicht so stark gesunken, vielmehr sei die Zahl der Patienten stark angestiegen – eine merkwürdige Interpretation der Sachlage. Zutreffend war hingegen seine Einschätzung, dass die Pflegekräfte ihre Interessen, anders als etwa die Ärzte, nicht geschlossen und offensiv genug vertreten, obwohl sie »am längeren Hebel« sitzen: »Die Ärzte organisieren sich einfach besser«, sagte er.[15] Leider hat er damit nicht unrecht.

Es bleibt abzuwarten, ob aus der Petition tatsächlich gravierende Veränderungen zum Positiven oder gar, wie von vielen gefordert, ein Systemwechsel erwachsen, denn das Gesundheitsministerium gab zu verstehen, die genannten Forderungen seien bekannt und eh schon »in Arbeit«. Trotzdem müssen wir dranbleiben. Verkrustete Strukturen lassen sich nur langsam aufweichen. Aber steter Tropfen höhlt den Stein irgendwann eben doch. Umso eher, wenn aus dem Tropfen ein Schwall wird – wie bei dem Streik in Dänemark, von dem mein Freund Arthur Egli weiter vorn berichtete. Da ließen sich die Pflegekräfte nicht emotional erpressen, sondern standen gemeinsam für ihre Forderungen ein. Als Dänemarks Ministerpräsidentin Mette Frederiksen Anfang

November 2021 in einer Fernsehansprache das Pflegepersonal aufforderte, sich aufgrund gestiegener Corona-Zahlen wieder »mehr anzustrengen«,[16] brach ein Sturm der Entrüstung los. Zu Recht. Denn solange wir uns dafür verantwortlich fühlen, dass das Gesundheitssystem in seiner jetzigen Form funktioniert, sind wir erpressbar. Wir werden krank, weil das System krank ist.

6
FRÜHSCHICHT

Gegen vier Uhr morgens reißt mich der Wecker aus dem Schlaf, ich mache mich fertig und frühstücke noch schnell. Dann muss ich auch schon los. Als ich auf dem Parkplatz der Klinik am Stadtrand von Berlin ankomme, treffe ich auf meinen Freund und Kollegen Marc, mit dem ich seit längerer Zeit keinen gemeinsamen Dienst mehr hatte. Schön, dass wir heute beide hier eingesetzt sind. Wir begrüßen uns per Handschlag und gehen zur Station. Dort melden wir uns wie gewohnt am Eingang, streifen im Umkleideraum den blauen Kasack über, desinfizieren die Hände und starten mit ein paar lustigen Sprüchen in unsere Schicht.

Im Aufenthaltsraum wartet bereits die Leitung aus dem Nachtdienst auf uns, um die »große Übergabe« zu machen. Die fällt heute besonders umfangreich aus. Wir werden darüber informiert, welche Patienten verlegt werden sollen, bei welchen eine Operation ansteht, bei wem es welche Komplikationen gab und wer welche Fortschritte gemacht hat.

»Wir sind heute so gut besetzt, dass jeder von euch nur

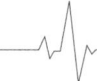

zwei Patienten hat«, teilt uns die Schichtleitung mit. Mit dieser Information mache ich mich guter Dinge auf den Weg zu ihnen.

Als ich das Zimmer betrete, empfängt mich mein Kollege aus der Nachtschicht mit einem Lächeln: »Hey! Schön, dass du da bist, Ricardo«, sagt er, während er noch schnell ein Medikament aufzieht, das in Kürze gewechselt werden muss. Vor mir liegt ein älterer Herr, der an einem Beatmungsgerät und einer Dialyse angeschlossen ist, und direkt gegenüber eine Frau, die zu schlafen scheint. Ich lasse mich von meinem Kollegen auf den aktuellen Stand bringen: Er berichtet mir, dass der Patient siebzig Jahre alt ist und sein Zustand sich in den letzten Tagen rapide verschlechtert hat. Er hat sehr hohes Fieber, einen erhöhten Puls und einen sehr niedrigen Blutdruck, der durch Medikamente und viele Infusionen abgefangen werden muss. Auch seine Nieren arbeiten nicht mehr ausreichend. Alles Anzeichen einer schweren Sepsis. Aber darauf war ich ja schon vorbereitet. Schon bei der allgemeinen Übergabe hatte ich erfahren, dass einer meiner Patienten intubiert werden muss.

Die Patientin ist einundfünfzig Jahre alt und wurde aufgrund einer Tumoroperation zur Überwachung zu uns auf die Intensivstation verlegt. Es musste ein großer Teil des Dickdarms entfernt werden, ein künstlicher Darmausgang ließ sich leider nicht vermeiden.

Bevor mein Kollege seinen Dienst beendet, gleichen wir noch einmal gemeinsam alle Perfusoren ab, um sicherzustellen, dass die Medikamente auch in der richtigen Dosierung verabreicht werden. Ich bin heilfroh, dass ich nur zwei Patienten betreuen muss und beide im selben Zimmer liegen, denn ich werde es nicht oft verlassen können. Der männliche Patient befindet sich in einem lebensbedrohlichen Zustand.

Nun stelle ich erst mal die Alarmgrenzen an den Überwachungsmonitoren ein, um ein Signal zu bekommen, wenn die Vitalwerte meiner Patienten den erlaubten Grenzwert über- oder unterschreiten, und überprüfe die Funktion und Einstellungen aller restlichen medizinischen Geräte.

Da meine Patientin noch schläft, beginne ich mit der Körperpflege bei ihrem intubierten Zimmernachbarn. Trotz Ibuprofen und Paracetamol hat er immer noch eine Temperatur von neununddreißig Grad, daher wasche ich ihn mit kühlem Pfefferminzwasser. Als Nächstes mache ich mich an den Tubuslagewechsel. Dabei wird die Hohlsonde, die die Atemwege offen hält, von einem Mundwinkel zum anderen geschoben – eine notwendige Maßnahme, um Druckstellen zu vermeiden. Auch für die damit verbundene Mundpflege habe ich heute ausreichend Zeit, um sie gründlich und gewissenhaft durchzuführen.

In der Zwischenzeit wird meine andere Patientin wach. Ich lächle ihr zu und sage ihr, dass ich gleich bei ihr bin. »So, jetzt aber! Guten Morgen, Frau Müller, ich bin Pfleger Ricardo und im Frühdienst für Sie zuständig«, stelle ich mich vor. »Hm, okay«, antwortet sie knapp. »Ist alles in Ordnung bei Ihnen?«, frage ich, um ihr die Möglichkeit zu geben, mir von ihren Sorgen zu erzählen. Bevor sie antworten kann, wird unser Gespräch durch die hereinkommende Ärztin unterbrochen. Sie fragt mich, wie lange ich brauche, um den anderen Patienten für eine kurzfristig geplante CT-Untersuchung transportfertig zu machen. »Wir können in dreißig Minuten los«, antworte ich. Die Ärztin verlässt den Raum und ich wende mich sofort wieder Frau Müller zu. Sie schaut mich traurig an, und da wir heute so gut besetzt sind, fasse ich den Entschluss, Marc zu fragen, ob er meinen Transport übernehmen kann.

Marc ist im Nebenzimmer mit seinem Patienten beschäftigt und blickt auf, als ich auf ihn zukomme. »Na, nichts zu tun?!«, fragt er und lacht. Ich grinse zurück. »Scherzbold! Ich bräuchte mal deine Hilfe.« Ich erzähle ihm, dass meine Patientin einen deprimierten Eindruck macht und ich gerne den Versuch unternehmen würde, sie aufzumuntern. Ob er mir vielleicht die CT-Fahrt abnehmen kann? »Klar, Buddy! Kein Problem. Fang schon mal an, alles zusammenzupacken – ich bin in fünf Minuten da.« Wie immer kann ich mich auf Marc verlassen und gehe zurück in mein Zimmer, um alles vorzubereiten.

Mein Patient ist auf dem Weg ins CT und ich setze mich zu Frau Müller an die Bettkante. »Jetzt habe ich Zeit …«, deute ich an und nicke ihr aufmunternd zu. Frau Müller schluckt und ich sehe, wie ihr die Tränen in die Augen steigen. »Ich verstehe das alles nicht!«, schluchzt sie. »Wieso passiert ausgerechnet mir so was?« Bevor ich auf die Frage eingehe, helfe ich ihr, sich aufzusetzen. »Leider wird Ihnen diese Frage niemand beantworten können«, sage ich. Sie tut mir unheimlich leid, aber ich weiß auch, dass es weder mir noch ihr etwas bringt, in Mitleid zu versinken. Ich beschönige nichts: »Das ist wirklich nicht angenehm. Aber Sie sind eine starke Frau und ich bin davon überzeugt, dass Sie auch diese Hürde meistern werden. Schritt für Schritt – und heute fangen wir damit an!« Mit meiner Hilfe steht sie auf. Das wiederholen wir noch einige Male, um ihren Kreislauf in Schwung zu bringen.

Durch ein paar flapsige Sprüche kann ich ihr sogar das ein oder andere kleine Lächeln entlocken, und als sie wieder im Bett liegt, kommt auch Marc gerade mit meinem Patienten zurück. Er hilft mir dabei, alle Geräte wieder in die Haltevorrichtungen zu platzieren und das Kabelgewirr zu beseitigen.

Währenddessen kommt der Chirurg, der die Patientin operiert hat, ins Zimmer, um zu sehen, wie es ihr geht. Ich bekomme von dem Gespräch selbst nicht viel mit, da ich mit Marc noch immer am Entwirren bin – aber eine Sache höre ich sehr deutlich: »Ihr künstlicher Darmausgang ist nur vorübergehend. Wenn alles in ein paar Monaten abgeheilt ist, kann der Darm nach einer weiteren Operation wieder wie gewohnt seine vollständige Funktion aufnehmen.«

Kurze Zeit später bin ich mit meinen Patienten wieder alleine im Zimmer. Sofort gehe ich zu Frau Müller und halte ihr meine erhobene Handfläche entgegen. Mit einem strahlenden Lächeln im Gesicht schlägt sie zum »High Five« ein. Ich freue mich mit ihr über diese tolle Nachricht, und auch sie scheint jetzt etwas zuversichtlicher in die Zukunft zu blicken.

Der Rest meiner Schicht verläuft unauffällig. Marc und ich können sogar gemeinsam unsere halbe Stunde Pause genießen, da genug Pflegekräfte im Dienst sind, die uns für diese Zeit vertreten können. Zufrieden fahre ich später in den Feierabend.

Ihr fragt euch, ob diese Geschichte wahr ist?

Leider ist sie frei erfunden. Verantwortlich zu sein für nur zwei Patienten, wobei ich einen von ihnen sogar kurzfristig an einen Kollegen »abgeben« kann, und ausgestattet mit genügend Zeit, um eine verzweifelte Patientin aufzubauen und danach in Ruhe Pause zu machen – das kenne ich seit einer ganzen Reihe von Jahren nicht mehr. Aus heutiger Sicht klingt es geradezu utopisch. Aber ich gebe die Hoffnung nicht auf, dass sich die Situation in deutschen Krankenhäusern eines Tages … in nicht allzu ferner Zukunft … so oder so ähnlich darstellt.

Und noch etwas:

Auch wenn ich hier zahlreiche bedrückende, tragische und verstörende Fälle aus meinem Berufsalltag geschildert habe, soll dieses Buch niemandem Angst vor Krankenhäusern machen. Trotz aller Missstände und Mängel sind es Orte, wo Menschen geholfen wird. Wo Leiden gelindert, gebrochene Knochen wieder zusammengefügt und Schnittwunden genäht werden. Wo Mütter ihre Kinder zur Welt bringen und neues Leben beginnt. Wo Leben gerettet werden und täglich kleine Wunder geschehen.

Ich habe mehrere Berufe ausgeübt, aber ich kenne keinen facettenreicheren Beruf als den des Krankenpflegers. Es gibt zahllose Einsatzmöglichkeiten und jeder Bereich hat seine eigene Dynamik: die Notaufnahme, die Psychiatrie, die Intensivstation, der OP, die Krebs- und Palliativstation. Ich begleite Menschen in den unterschiedlichsten Lebensphasen – nach Unfällen, bei Krankheiten und oft auch auf ihrer letzten Reise. Es ist eine verantwortungsvolle und sinnstiftende Tätigkeit, die mich oft bis an die Grenzen meiner Belastbarkeit fordert und dennoch erfüllt.

Trotzdem muss uns allen klar sein, dass wir etwas gegen die Missstände in der Pflege tun müssen, denn Pflege geht uns alle an. Pflege ist systemrelevant. Corona hat die ganze Welt lahmgelegt und uns gezeigt, wie anfällig und verletzlich unser Gesundheitssystem ist. Wenn wir nach den Erschütterungen der vergangenen zwei Jahre nichts ändern – wann dann?

DANK

Ich möchte diese Worte an all die tollen Menschen richten, die mich bei der Entstehung dieses Buches unterstützt und begleitet haben. Als ich begann, die ersten Zeilen zu schreiben, war mir nicht bewusst, wie herausfordernd es sein kann, seine Gedanken, Erfahrungen und Gefühle zu Papier zu bringen. Mit eurer Hilfe halte ich heute mein eigenes Buch in Händen.

Zunächst gilt mein Dank dem dtv Verlag, der durch sein Interesse und Vertrauen das ganze Projekt erst möglich gemacht hat. Unzählige Mitarbeiterinnen und Mitarbeiter – von der Pressestelle bis zur Marketingabteilung – haben mir immer mit Rat und Tat zur Seite gestanden.

Im Besonderen meine Lektorin Rosemie Mailänder, die nicht nur zu jeder Tageszeit erreichbar war, sondern auch immer die passende Formulierung parat hatte, um aus einem guten Satz einen noch besseren zu machen. Mit ihrem Engagement haben wir, wie sie es immer nannte, »Fleisch auf das Gerippe« bekommen. Ich werde unsere Zusammenarbeit wirklich sehr vermissen.

Von ganzem Herzen möchte ich mich auch bei meinen Liebsten bedanken:

bei meiner Freundin und buchstäblichen Co-Autorin, Anne, die mit mir gemeinsam unendlich viele Stunden an den Texten dieses Buches gesessen und mir über so manche Schreibblockade hinweggeholfen hat. Ohne ihre Geduld hätte ich das Laptop mehr als einmal zum Fenster hinausgeworfen.

Und bei meinen Eltern, die mir von klein auf immer alles, was in ihrer Macht stand, ermöglicht haben und – ebenso wie meine Schwester – jederzeit für mich da waren. Mit einem offenen Ohr, mit Essen und aufmunternden Worten.

Thomas danke ich für seine stets ehrliche Meinung und seine Tipps.

Zu guter Letzt möchte ich meinen ehemaligen Arbeitskollegen und Freund Arthur nennen, der sich die Zeit genommen hat, eigens für dieses Buch die Arbeitsbedingungen in seiner neuen Wahlheimat Dänemark zu schildern. Und auch mein Kumpel und Kollege Marc darf natürlich nicht fehlen. Er hat mir in all den Jahren immer den Rücken freigehalten und mich an schlechten Tagen motiviert weiterzumachen. Ihr seid großartig.

Das gilt natürlich auch für alle weiteren Freunde, Bekannte und Follower: Euer Zuspruch und euer Verständnis für meine knappe Zeit waren und sind Gold wert – danke!

Halt, stopp! Ich muss mich auch noch bei all den Schokoladenherstellern bedanken, ohne deren Nervennahrung ich vermutlich den einen oder anderen Tag durchgedreht wäre. Die paar Pfunde mehr nehme ich gern in Kauf!

QUELLENNACHWEIS

ENDLICH ANGEKOMMEN

1 https://www.rki.de/DE/Content/Infekt/Krankenhaushygi
ene/Kommission/Downloads/Pneumo_Rili.pdf?__
blob=publicationFile (Empfehlung der Kommission für Kranken
haushygiene und Infektionsprävention beim Robert Koch-Ins-
titut)

DIE EINSCHLÄGE KOMMEN NÄHER

1 https://www.deutschlandfunk.de/mangelnde-kontrolle-
warum-abrechnungsbetrug-in-der-pflege-100.html

GROSSE BÜHNE

1 https://www.zdf.de/nachrichten/politik/corona-soeder-impf-
pflicht-100.html
2 https://www.berliner-zeitung.de/news/spahn-notfalls-
muessen-corona-infizierte-in-klinik-weitermachen-li.118492
3 https://www.aerzteblatt.de/nachrichten/128222/Ampel
koalition-Die-Buergerversicherung-ist-vom-Tisch
4 https://www.tagesspiegel.de/themen/reportage/inten

sivpfleger-ricardo-lange-trifft-janine-wissler-mit-mistgabeln-vorm-roten-rathaus-ich-waer-dabei/27420754.html

5 https://www.wege-zur-pflege.de/fileadmin/daten/Pflege_Charta/Schulungsmaterial/Modul_5/Weiterfu%CC%88hrende_Materialien/M5-ICN-Ethikkodex-DBfK.pdf

6 Gräske, J., Forbrig, T., Urban, S., Neumann, F., Koppe, L. & Boguth, K. (2021): Gratifikationskrisen, Arbeitsfähigkeit und Wunsch nach beruflichen Veränderungen – eine Querschnittsstudie bei Pflegepersonen. Das Gesundheitswesen.

7 https://www.arbeitnehmerkammer.de/service/kommunikation-und-medien/pressemitteilungen/bremer-befragung-viele-pflegebeschaeftigte-wuerden-wieder-einsteigen.html

8 https://www.mdr.de/nachrichten/deutschland/panorama/intensivbetten-reduzierung-gruende100.html

WAS MICH UMTREIBT

1 https://www.divi.de/joomlatools-files/docman-files/publikationen/intensivmedizin/20101130-publikationen-empfehlungen-zur-struktur-v-intensivstationen-langversion.pdf

2 https://www.bundesgesundheitsministerium.de/themen/pflege/pflegepersonaluntergrenzen.html

3 https://www.buzzfeed.de/recherchen/fast-1000-pflegekraefte-haben-buzzfeed-news-erzaehlt-wie-katastrophal-die-zustaende-in-krankenhaeusern-und-altenheimen-sind-90138069.html

4 Teege, Frauke & Müller, Julia: Traumaexposition und posttraumatische Belastungsstörung bei Pflegekräften auf Intensivstationen. In: PPmP 2000, 50 (9/10), S. 384–390

5 https://www.divi.de/aktuelle-meldungen-intensivmedizin/personal-auf-den-intensivstationen-jetzt-muessen-wir-auch-ueber-unsere-belange-sprechen

6 https://www.aerzteblatt.de/nachrichten/128103/Wir-wissen-

dass-2030-circa-500-000-Pflegekraefte-fehlen-werden#:~:text=Und%20die%20Anzahl%20der%20Pflegebed%C3%BCrftigen,Schnitt%20circa%20240%20Tage%20unbesetzt.&text=Zun%C3%A4chst%20muss%20die%20Pflege%20ernsthaft%20und%20nachhaltig%20auf%20die%20Agenda%20aller%20Ministerien

7 https://www.rki.de/DE/Content/Gesundheitsmonitoring/Gesundheitsberichterstattung/GBEDownloadsJ/FactSheets/JoHM_01_2018_Adipositas_KiGGS-Welle2.html

8 https://sh-ugeavisen.dk/index.php/2021/09/15/pflegestreik-uns-fehlen-kollegen-auf-bornholm/

9 https://www.gg-digital.de/2018/09/thema-des-monats/pflege-auf-augenhoehe/index.html

10 https://pflegeethik-initiative.de/2018/09/05/wie-die-daenen-den-herausforderungen-der-pflege-begegnen/

11 https://www.stern.de/gesundheit/pflegepetition/pflege-petition--ein-patientenanwalt-spricht-ueber-fatale-pflegefehler-30368672.html

12 https://www.spiegel.de/spiegelwissen/krankenhaus-keime-in-den-niederlanden-sind-patienten-sicherer-a-1184260.html

13 https://blog.klinik-wissen-managen.de/anziehend-fuer-pflegepersonal-magnetkrankenhaeuser/14

14 https://deutsch.medscape.com/artikel/4900702

15 https://www.stern.de/gesundheit/pflegepetition/pflege-petition--die-anhoerung-im-bundestag-im-livestream-30405964.html

16 https://sh-ugeavisen.dk/index.php/2021/11/09/krankenpflegekraefte-lehnen-appell-von-mette-frederiksen-ab-wir-haben-keine-geduld-mehr/